主编\娄多峰

娄多峰

痹证治验

第二版

中国医药科技出版社

内 容 提 要

　　痹证，是中医学病名，相当于西医学的风湿性关节炎、类风湿关节炎、骨质增生、肌纤维组织炎等，是临床的常见病，多发病。本书以概论、治验、常用成药三部分对此证进行了详细的论述。概论概括地讲它的成因、辨证及治疗；治验作为重点，列举167例病案，以人体部位为纲，辨证分型为目，逐一介绍；常用成药选载的常用成药，是作者通过反复试验而制的。全书层次分明、论理透彻、处方严谨、用药灵活，可供中医临床工作者参考运用。

图书在版编目（CIP）数据

　　娄多峰痹证治验／娄多峰主编．—2版．—北京：中国医药科技出版社，2013.2
　　ISBN 978－7－5067－5898－7

　　Ⅰ．①娄…　Ⅱ．①娄…　Ⅲ．①痹证－中医疗法Ⅳ．①R255.6

　　中国版本图书馆 CIP 数据核字（2013）第 003846 号

美术编辑　陈君杞
版式设计　郭小平

出版　中国医药科技出版社
地址　北京市海淀区文慧园北路甲 22 号
邮编　100082
电话　发行：010－62227427　邮购：010－62236938
网址　www.cmstp.com
规格　958×650mm $^1/_{16}$
印张　9¼
字数　118 千字
版次　2013 年 2 月第 2 版
印次　2013 年 11 月第 2 版第 2 次印刷
印刷　北京市密东印刷有限公司
经销　全国各地新华书店
书号　ISBN 978－7－5067－5898－7
定价　**25.00 元**
本社图书如存在印装质量问题请与本社联系调换

再版前言

　　祖父娄宗海，毕生业医，擅长中医内科，名传乡里数县。余自幼随其习医，早年继祖内科杂症，后受业于平乐正骨学院，深得该院郭氏正骨之要诀。多年临床实践，主要诊治具有运动系统慢性疼痛表现之"痹证"（也称"痹病"、"风湿病"等）。此证常见，又较难治，严重影响人民的健康。为解除患者疾苦，自 20 世纪 50 年代初，致志治痹。经 30 余年探索，在前人的基础上有所见解，循之治痹，效果满意。在党的政策感召下，将余对痹证的认识及验案予以整理，于 1983 年 8 月以《痹证治验》为名由河南科学技术出版社出版发行。全书介绍验案 167 例，并提出了痹证的病因病机为"虚、邪、瘀"的新观点。

　　《痹证治验》出版后，30 年来，屡有幸事：是书印刷 7500 册，当年售空，时有同道因购买不到而相互借阅或将其复印、传抄；时有患者告知，以己之病与书内医案对号入座，按方直治，取得良效；普通高等教育中医药类规划教材《中医骨病学》、全国高等中医药院校创新教材《中医风湿病学》等，将余之学术观点全面采纳；以余之学术思想为业务支撑，创办了具有 300 张病床的河南风湿病医院；余学术继承人——长子玉钤、胞弟高峰等，在继承的基础上勇于创新，从临床、文献与理论、流行病学、实验等四个方面继续进行研究，坚持不懈又 30 年，终以"基于'虚邪瘀'理论的风湿病学科体系建立及相关研究"获 2011 年度中华中医药学会科学技术奖二等奖，该成果的核心内容发表于《风湿病与关节炎》杂志；近中国医药科技出版社范志霞主任几次联系，希望是书以《娄多峰痹证治验》为名再版，她的真诚让余感动。

　　是书为 30 年前的经验总结，以求真为要，以疗效为本。然由于水平有限，不当之处在所难免，敬希通道指正。

娄多峰

2013 年 1 月于河南风湿病医院

目 录

第三章　常用成药

第一章　概　论

一、概述

痹证，古称为"痹"，历代对本病有很多论述。《素问·痹论篇》曰："所谓痹者，各以其时重感于风寒湿之气也。"《素问·五脏生成论篇》又曰："卧出而风吹之，血凝于肤者为痹。"后世医家张志聪进一步解释："痹者，闭也，邪闭而为疼也。"概括诸说，痹证是指肌表经络为风寒湿邪阻痹，气血运行不畅，临床出现以筋骨、肌肉、关节等处疼痛、酸楚、重着、麻木、关节肿大、屈伸不利为主证的病证。

有关痹证的名称，首见于《内经》，但以后医籍记述不甚统一。《内经》称"痹证"为"痹"，对其病因病机辨证等方面论述颇详。并从病因、辨证等方面进行了分类命名。如以病因命名的有：风痹、寒痹、湿痹、热痹（也叫痹热）；以证候特征命名的有：行痹、痛痹、着痹、周痹、众痹；以机体组织命名的有：皮痹、肉痹、筋痹、脉痹、骨痹；以脏腑命名的有：五脏痹（心痹、肺痹、肝痹、脾痹、肾痹）、肠痹、胞痹等。上述名称虽多，但有类同之处。以病因和证候特征命名者，意思相同。如风痹即行痹，寒痹即痛痹，湿痹即着痹。至于周痹指随脉上下、不能左右之痹；众痹指此起彼伏、疼痛不绝之痹；皮痹、肉痹、筋痹、脉痹，据清尤在泾的认识，也包括在行痹、痛痹、着痹之内。其他脏腑痹者（除肾痹外），多不以肢体疼痛为主，本书不予讨论。

《金匮要略》对以诸关节疼痛为主的痹证称"历节病"；以血虚致痹、肌肤不仁者称"血痹"；湿邪偏胜者称"湿痹"。另外，在其他疾病中也有散在论述。

1

《济生方》称痹证为"白虎历节风"。"白虎历节……其病昼轻夜剧，疼痛彻骨，如虎啮，故命'白虎'也。"

《丹溪心法》称痹证为"痛风"，《景岳全书》称痹证为"风疼"。亦有人对顽固不愈者称"顽痹"，关节肿大变形者为"尪痹"。

总之，尽管历代医家对痹证的称呼不一，但细考之，均不出《内经》所述痹证的范畴，故目前习惯上仍沿用《内经》之称呼。

痹证在临床甚为多见，西医学所述的各种关节炎（主要包括风湿性关节炎、类风湿关节炎），多种颈、肩、腰、腿痛（主要包括脊椎病、骨质增生、肌纤维组织炎、软组织损伤后遗症）及多种全身肌肉疼痛等，均属痹证范畴，皆可按痹证辨证施治。

二、病因病机

前人对痹证病因病机的论述颇多，且日臻完善。

《素问·痹论篇》已明确指出外感风寒湿邪是引起痹证的病因，其言"风寒湿三气杂至，合而为痹"。并指出外邪侵袭人体后是否发病，和营卫之气有关，"……逆其气则病，从其气则愈，不与风寒湿气合，故不为痹"。具体病机为"血凝于肤"。同时，根据患者体质差异又呈现不同的证候。如"其寒也，阳气少，阴气多，与病相益，故寒也"。"其热者，阳气多，阴气少，阳遭阴故为痹热"。痹证预后，"病久而不去者，内舍于其合也"。"其入脏者死，其留连筋骨间者病久，其留皮肤间者易已也"。

《金匮要略》以"虚"立论，指出痹证多因"汗出当风"或"久伤取冷"所致。其曰："夫尊荣人，骨弱肌肤盛，且因疲劳汗出，不时动摇，如被微风，逐得之。"又曰："少阴脉浮而弱，弱则血不足，浮而为风，风血相搏，即疼痛如掣。"

《类证治裁》在强调正虚的同时，指出"诸痹……良由营卫先虚"。

另外，《诸病源候论》偏重论述湿热痹。《医林改错》提出痹久有瘀血。

总之，古人对痹证的病因病机作了广泛的探讨，为我们留下了宝贵的经验。

经数十年临床探索，在前人认识的基础上，余将其病因病机概括为"虚"、"邪"、"瘀"三个字，并提出"瘀血"也可致痹。

（一）虚

"虚"，即正气虚，包括气、血、精、津液等物质不足及人体调节功能低下，这是引起痹证的先决条件。具体言之，感邪致病之时，尤以卫气虚为多见。因为卫气有护卫肌表、防御外邪、温煦、润泽皮毛的功能，若卫气虚弱，腠理不密，御邪功能低下，则风寒湿等邪乘虚侵袭，经脉痹阻，气血运行不畅，形成痹证。至于正虚的原因，多由起居不慎，素体虚弱或长期劳损，将息失宜，产后或病后引起。

既患痹证，正气虚弱对痹证的演变和预后又起着重要作用。病初或体质较壮实患者，正气相对不衰，通过治疗或不经治疗，正气鼓邪外出，症可自行缓解，用药也易见效，愈后很少复发。若久痹反复发作，邪恋不去，或过服克伐之品，使正气更虚，治疗多难以速效。其病机涉及的具体脏腑，主要为脾、肝、肾三脏虚弱。因痹证多累及肌肉筋骨，肌肉筋骨又必累其所主。脾主肌肉、四肢，生化气血，为后天之本；肝主筋，藏血，为"将军之官"；肾主骨，藏精，内舍元阴元阳，为先天之本。脾、肝、肾三脏受累，更易造成气血虚弱，肌肉筋骨失养。如此恶性循环，则痹证缠绵难愈，甚者肌肉萎缩，关节肿大变形，肢体废用，并可内舍于脏，治疗更难。

（二）邪

"邪"即外来病邪，具体指风、寒、湿、热之邪气。其中"风邪不能独伤人"，湿性黏腻，风湿之邪往往易和他邪相合。寒、热二者互相对立，一般不会同时伤人，皆可与风、湿之邪相合。所以临床常见风寒湿痹或风湿热痹。

当正气虚弱，时逢严冬或暑夏，衣着、起居不慎，或涉水冒雨、久居湿地，风寒湿或风湿热等邪侵入肌肤经络，便可根据各自的致病特点，分别使经脉凝滞或壅塞，从而导致痹阻不通，气血运行不畅，而成痹证。

古人对风湿热痹的病因病机认识不一，多数人认为风寒湿侵袭机体后化为湿热，也有人认为是直接感受风湿热邪。其实，两种情况均可出现。长期临床实践证明，以素体蕴热或青少年阳盛之体感邪化热者为多见。因临床见证及治疗原则基本相同，无需细分。

（三）瘀

"瘀"，即血瘀，也叫瘀血。凡因血液流行不畅或离经之血未消散者均属之。痹证的血瘀部位主要在肌表经络之间，其既是痹证的致病因素，又是痹证必然的病机转归。

对"瘀血致痹"之说，历代医家论述极少。《证治准绳》、《医林改错》等医籍虽有提及，但强调不够，未引起后人的足够重视。其证临床上实属多见。如局部闪扭，外力损伤，急性肿疼消失后等，往往因气候变化或感受寒冷、潮湿，而局部出现沉困胀麻疼痛等症，此属痹证无疑。在治疗时单用祛风湿药，往往收效甚微，而以活血化瘀为主，佐祛风湿药则效果满意。故应将其作为致病因素提出。

瘀血致痹的病机，即因闪扭和暴力，引起局部经络组织损伤，血行不畅或血溢脉外，留滞局部，而致使局部血行不畅，筋脉肌肉失养，抗御外邪能力低下，风寒湿或风湿热邪乘虚而入，加重脉络痹阻，导致痹证。

痹证既作，瘀血更为必然。王清任言："痛久必有瘀血"。瘀血又可作为第二病因，阻滞经络，使痹证加重，故痹证切不可忽视瘀血之病机。当然，作为第二病因者还有痰浊阻络，因其多和瘀血并见，故略之。

《金匮要略》所提的"血痹"与"痹证"有所不同，前者以肢体麻木为主证，后者以肢体筋骨疼痛为主证。

以上分别对正虚、外邪、瘀血进行了论及，但临床上所见之痹证，三者是紧密联系，相互影响，往往是不可分割的。就病因而言，邪是致痹的外因，虚、瘀则是致痹的内因，外因通过内因才能致病。

从病机而言，邪、瘀日久可致虚，虚甚则邪、瘀难去。而邪、瘀两者也相互为患，故临床需整体对待，不可执一概余。

三、辨证施治

痹证的辨证要根据痹痛的性质、部位及病史、兼症综合进行。

治疗时贵在疏通经络，畅达气血。故祛邪、活血、通络为必守常法。实者攻邪为主，虚者攻补兼施。

（一）风寒湿型

【主症】肢体关节疼痛，屈伸不利。冬春、阴雨天气易作，局部皮色不红，触之不热，遇寒冷疼增，得热疼减。

风偏胜者：疼痛游走不定，或呈放射性、闪电样，涉及多个关节，以上肢为多见，或有表证。舌苔薄白，脉浮缓。

寒偏胜者：疼有定处，疼痛剧烈，局部欠温，得热则缓。舌苔薄白，脉弦紧。

湿偏胜者：疼痛如坠如裹，重着不移，肿胀不适，或麻木不仁，以腰及下肢关节多见。舌苔白腻，脉濡。

【病机】风寒湿邪，痹阻经络。

【治则】祛风通络，散寒除湿，活血养血。

【方药】通痹汤：当归18g　丹参18g　鸡血藤21g　海风藤18g
透骨草21g　独活18g　钻地风18g　香附21g

水煎服。

【加减】风偏胜，加防风、羌活、威灵仙；寒偏胜，加制川乌、制草乌、桂枝、细辛；湿偏胜，加薏苡仁、萆薢。

本型易兼见气虚、阳虚之象，患者往往对气候变化敏感，甚则局部肌肉萎缩、关节僵硬等。气虚，加黄芪、白术；阳虚，加淫羊藿、仙茅；疼痛部位不同，各有引经药（详见"治验"）。

（二）风湿热型

【主症】关节疼痛，扪之发热，甚则红肿热痛，痛不可触，得冷则舒，遇热则剧，屈伸不利。

风热胜者：兼见发热，口渴，汗出，咽喉肿痛，或皮肤红斑，皮下结节，疼痛涉及多个关节。舌红、苔薄黄或黄燥，脉浮数。

湿热胜者：兼见胸脘烦闷，身重，肿痛以下肢为多。舌苔黄腻，脉滑数。

【病机】风湿热邪郁壅脉络。

【治则】清热解毒，疏风除湿，活血通络。

【方药】清痹汤：忍冬藤60g　败酱草30g　络石藤18g　青风藤60g　土茯苓21g　老鹳草30g　丹参30g　香附15g

水煎服。

【加减】风热表证，加连翘、葛根；气分热胜，加生石膏、知母；热入营血，加生地、牡丹皮、玄参；湿热胜，加防己、白花蛇舌草；阴虚内热，加生地、白芍、知母。

临床所见，属寒属热，并非都是纯寒纯热，也有寒热错杂者，治疗时宜寒热并用。

（三）瘀血型

【主症】局部有外伤史，疼痛如针刺、刀割样，固定不移，压痛明显，局部皮色紫暗，或顽痹不愈，或关节肿大变形，肌肤甲错。或舌质紫暗有瘀斑，脉弦涩。

【病机】瘀血痹络，气血阻滞。

【治则】活血化瘀，行气通络。

【方药】化瘀通痹汤：当归18g　丹参30g　鸡血藤21g　制乳香9g　制没药9g　延胡索12g　香附12g　透骨草30g

水煎服。

【加减】偏寒者，加桂枝、制川乌、制草乌、细辛；偏热者，加败酱草、牡丹皮；气虚者，加黄芪；久痹骨节肿大变形者，加穿山甲、乌梢蛇、地龙、蜈蚣、全蝎、制马钱子。

以上所列诸方，是根据痹证的一般规律而设，其药用量适宜于成年人，选用此方必须辨证施治，随证加减。并按照痹证部位加引经药。此外，还拟有痹证丸、痹证膏、外洗药等，详见"痹证常用成药"。

四、临床体会

（一）辨证

1. 根据痹痛的性质、部位，辨病邪之偏胜

以痹痛性质辨：疼痛呈游走性、放射性、闪电样者多属风邪偏胜；痛有定处，疼痛剧烈，局部欠温，遇暖则舒，多属寒邪偏胜；

疼痛重着，属湿。

以疼痛部位辨：上肢、全身多个部位疼痛多属风邪偏胜；下肢肿疼多属湿邪偏胜；腰部冷痛多属寒邪偏胜；局部疼痛不移多属血瘀。

也有人主张根据初感病邪的外界因素，辨邪之偏胜者，似属欠妥。其一，中医的病因是通过对具体症状的分析，推理而得到的，简称之为"辨证求因"。如明显为感受寒冷所得，但其症状呈游走性疼痛，辨证也当属风。其二，外邪侵袭后，疾病所表现的证候与体质有关。如素属阳盛之体，内有蕴热，感受风寒湿邪，易于化热，应为热痹。其三，正邪是相对的。当正气虚弱之时，正常六时之气也可作为邪气侵袭机体，引起痹证。故临床有些患者并无明显的感邪原因。鉴于以上三者，故认为应根据具体症状辨邪之偏胜。

2. 根据病史、兼证，定虚实及瘀血

痹证，新病多实。实者，往往发病急，早期正气尚盛，脉有力。久病多虚。虚者，往往遇劳累即发。其症状见气短乏力，四肢懒动，自汗，纳差，面色萎黄，舌质淡、体胖，脉弱者为气虚；面色无华，两目干涩，肢体麻木，爪甲枯槁，皮肤干燥，脉弦细者为血虚；伴潮热盗汗，五心烦热，失眠，咽干，舌红、少苔，脉弦细数者为阴虚内热；伴畏寒肢冷，腰膝酸软，舌淡，脉沉细弱者为肾阳虚。

有外伤史，局部皮色紫暗，或痹证反复发作，经久不愈，关节强硬，肿大变形，皮肤甲错，舌质紫暗或有瘀斑，脉弦涩，夜疼甚者属瘀血。

临床上所见，痹证多见弦脉，因弦主痛、主风，正合痹证病机。

以上所述征象，均属痹证虚、邪、瘀的典型证候。但是，根据临床长期观察，多难各证悉具。例如，病初很少见虚象；瘀血除疼痛外，其他特征也见之不多，即使明显属风痹、寒痹、湿痹，一些患者也难自述清楚孰之偏胜。这是因为痹证的病变部位重点在肌表、经络、筋骨，未直接涉及脏腑；或病程长久，正邪在体内几经变化之故。因此，临床要谨守病机，把握特征，结合兼症，辨证施治。

（二）施治

在守法施治的同时，用药应注意以下三点。

1. 祛邪、活血，勿忘益气养血

气血运行于经脉之中，为人体重要的营养物质。痹证病久邪恋，往往导致气虚血虚。另则，治疗之药多辛燥，过服则耗气劫血。气虚者，行血无力，祛邪无能，故治疗时宜多加芪、术之类，益气健脾；血虚者，脉道干涩，血行不利，如江河水枯，船舶搁浅，病邪、瘀血难除，故治疗时应注意养血。临床多选用既能祛邪活血，又有养血功能之药，如当归、丹参、鸡血藤等。血虚者加白芍；阴血亏虚者，重用生地。此增水行舟，既缓急止痛，又制诸药之辛燥。若一味祛邪活血，轻视益气养血，临床疗效多难理想，甚则愈治愈重。故祛邪、活血，应重视益气养血。

2. 正气尚可，宜大剂祛邪

治痹证，对正气尚可者，宜大剂祛邪（先小量，渐增大量。因病人禀赋不同，对药物耐受、反应各异。不可骤用大量，以防药物反应）。其道理在于痹证病变部位在肌肤经络，小剂小调，难达病所；痹证为病邪、瘀血阻痹，临床常须应用大剂，经络血脉方能通达；痹证患者疼痛为主要痛苦，缓解疼痛为当务之急，小量微剂，多难速解痛苦；新病初得，正胜邪实，宜速用大剂将邪祛出，否则邪久恋必伤正，使病缠绵难愈。

临床选用大剂，个别患者首次服用可出现轻微的胃肠道反应，此和体质有关（因胃肠骤不耐受之故），一般 3 剂以后即可适应，反应多能消失。若不消失者，可改为饭后服药。

3. 辨证既确，有方有守

痹证非同急暴之病，其病势多相对稳定，病理变化、证候演变一般较慢，尤其久病患者，治疗时即使方药对证，初投也不一定必见效果。个别患者，初服几剂，反而可出现症状加重。此乃药达病所，正邪相搏之佳象。若医者不明病变之规律，加之患者要求速效，必改弦移辙，使前功尽弃。但是，守方决不是死守不变，证变而药应随更，切忌"刻舟求剑"。

须说明，本文所述为中药治疗痹证，当然对其还有很多疗法，应参考他书，本文不赘。

第二章 治　验

第一节　周身多发部痹证

　　病变发于周身多个部位的痹证称之为周身痹。西医学的急性风湿性关节炎、慢性风湿性关节炎、类风湿关节炎、风湿性多肌痛、风湿性肌炎等，均属此证范畴。

　　周身痹的病因病机，辨证施治详见"概论"。

　　本节病案共录 24 例，其中风寒湿型 11 例，风湿热型 11 例，瘀血型 2 例。

一、风寒湿型

　　案例 1　杨某某，男，52 岁，农民。

　　初诊：1980 年 7 月 16 日。

　　10 天前因劳累过度，汗后贪凉外宿，次日早晨肢体酸困疼痛而不能起床，尤以腰部及两下肢剧痛难忍，以致不得伸屈和转侧。经用中西药、针灸等治疗，效果欠佳，转来诊治。

　　检查：表情痛苦，卧不能转侧，两下肢活动时疼痛加剧。肌肤不热，皮色不变。舌苔薄白，脉弦紧。

　　证属寒湿痹络，气血瘀滞。治以散寒除湿，活血通络。

　　处方：当归 30g　鸡血藤 30g　秦艽 12g　羌活 12g　透骨草 30g　制川乌 9g　制草乌 9g　细辛 6g　川朴 12g　木瓜 18g　威灵仙 18g　甘草 9g

　　3 剂，水煎服。

　　二诊（7 月 19 日）：服上药 1 剂后，疼痛加剧，继而全身汗出，汗后疼痛减轻，周身感觉轻松，已能翻身。服药 2 剂后，疼痛大减，能持杖下床入厕。3 剂服后腰部及两下肢疼痛基本消失，惟下肢沉困，两髋部仍有不适感。依上方加黄芪 30g。继服 3 剂，隔日 1 剂。

三诊（7 月 26 日）：症状已消失。改用痹证丸，每次服 80 粒，1 日 3 次，连服 3 天，巩固疗效。

按：劳累后汗出，毛窍开放，腠理空疏，卫阳不固，迎风贪凉，风寒之邪乘虚侵袭，寒随风入，汗被寒阻而为湿，郁于肌表经络，气血为外邪痹阻，故肢体剧烈疼痛，屈伸痛增。此属寒邪盛，故用制川乌、制草乌、细辛辛热之品散寒；羌活、威灵仙、秦艽、透骨草辛温散寒，祛风湿；木瓜、川朴除湿舒筋行气；当归、鸡血藤活血通络，乃"治风先治血，血行风自灭"之意。

总方侧重温经散寒，祛风湿。服后痛剧是药达病所，欲通而寒湿之邪阻滞，病邪与药力相争之故。汗得出，风寒湿随汗而解，则疼痛顿时减轻，3 剂疼痛基本消失。而两髋部及下肢仍有酸痛不适，乃湿邪黏滞不易速去。继用上方，因每次服药均有汗出，恐发汗过多耗伤正气，故加黄芪，又服 3 剂病愈。本案治疗，令其发汗，使邪随汗而解。对此前人早有认识，仲景治痹的越婢加术汤、乌头汤等均有发汗的作用，但汗以微出为妙，不可大泄。

案例 2 蒋某某，男，32 岁，农民。

初诊：1981 年 10 月 11 日。

全身各大关节（以腰、两髋、两腕关节为主）持续疼痛，昼轻暮重 2 年余。近日症状较甚，并伴肢体酸困，乏力，口苦。遇寒凉、劳累、气候变化时症状加剧。舌质淡红、苔薄白，脉弦细。

实验室检查：血沉 42mm/h。

证属风寒湿痹，且正气已虚。风寒湿邪痹阻经络、关节，气血运行不畅。治以祛邪通络兼活血扶正。

处方：丹参 30g　鸡血藤 30g　透骨草 30g　老鹳草 30g　桑寄生 30g　秦艽 12g　威灵仙 12g　黄芪 30g　白芍 30g　乌梢蛇 15g　蜈蚣 3 条　香附 18g

水煎服。

二诊（10月14日）：上药服3剂，症状减轻。照方继服。隔日1剂。

三诊（11月3日）：上方又服5剂，症状大减。查血沉22mm/h。照方继服5剂。

四诊（11月15日）：症状基本消失。血沉2mm/h。改服痹证丸，每次服80粒，每日3次，连服20天。

半年后随访未复发。

按：此案病程长久，证候比较错杂，故治以祛邪为主，兼以扶正。乌梢蛇、蜈蚣搜络祛痰，一般久病者方可应用。

案例3 蔺某某，女，26岁，农民。

初诊：1978年10月16日。

全身各大关节持续酸痛2个月余。初起左髋关节酸痛，继而全身各大关节走窜痛，并时感拘急，近日疼痛加重。舌无明显异常，脉弦。

证属风湿侵袭（风偏胜），气血循行不畅。治以祛风除湿通络，佐以活血止痛。

处方：当归30g 丹参30g 鸡血藤30g 秦艽13g 威灵仙15g 独活24g 海风藤30g 透骨草30g 薏苡仁30g 木瓜18g 桑枝60g 香附30g 甘草9g

水煎服。

二诊（10月20日）：服上药3剂，左肩部酸痛消失。其他关节疼痛均减。继服3剂。

三诊（10月25日）：诸关节疼痛、拘急感基本消失。上方略作加减，继服3剂，巩固疗效。

1年后随访，未复发。

按：此属风偏胜，故用大队祛风利湿，通络止痛药。配合当归、丹参、鸡血藤、香附活血养血兼理气，有"治风先治血，血行风自灭"之意。因外邪侵袭，首先引起气血阻滞，欲祛除外邪，必先令气血流行畅利，正气方可祛邪外出。

案例 4　马某某，女，42 岁，农民。

初诊：1982 年 3 月 26 日。

产后时作全身走窜痛，逐渐加重，已数年之久。其痛每日发作数次，多因情绪变化引起。发作时肩、肘、髋、膝、头部均疼痛，甚则卧不能转侧，并伴周身麻、沉不适。每次发作数分钟，症状自行缓解，缓解后如常人。服中西药久治欠佳，来诊时症状如故。舌、脉均无明显异常。

证属正虚邪侵，气机郁滞。治以益气血，祛风湿，疏肝解郁。

处方：黄芪 30g　当归 30g　丹参 30g　鸡血藤 30g　柴胡 12g　老鹳草 21g　淫羊藿 12g　羌活 12g　独活 12g　秦艽 18g　香附 18g　甘草 9g

6 剂，水煎服。

二诊（4 月 6 日）：服药后症状有减。上方加桑枝 60g。继服3 剂。

三诊（4 月 9 日）：依上方又服 3 剂，发作次数减少，痛亦减轻。守方继服 5 剂。

四诊（4 月 16 日）：症状基本消失。守方继服 5 剂，巩固疗效。2 个月后随访，未再复发，病已痊愈。

按：本案与情志因素有关，分娩后气血双亏，心肝失养，疏泄功能低下，情志刺激，肝郁不达，气血运行不畅，复感风邪，内外相引，发于肌表经络而成。风邪善行数变，而时作此症。治当在扶正祛邪、活络通痹的同时，佐疏肝理气解郁之柴胡、香附，使肝气疏畅，经脉通利，诸症则愈。

案例 5　何某某，女，28 岁，纺织厂工人。

初诊：1982 年 1 月 12 日。

3 个月前，因劳累汗出受风，腰背持续酸麻，继而疼痛，逐渐累及四肢各关节。症状每遇阴寒潮湿、气候变化或劳累过度加重，得温或休息后稍舒。经治不愈，来诊时症状同前。舌质淡、苔白，脉沉弦。

证属正虚邪侵，寒湿偏盛。治以祛邪活络，佐以益气固肾。

处方：当归30g　丹参30g　鸡血藤30g　老鹳草30g　桑寄生30g　黄芪30g　狗脊30g　羌活15g　独活15g　海风藤21g　制川乌9g　制草乌9g　香附12g　甘草9g

水煎服。

二诊（1月26日）：上方共服12剂，四肢及背部疼痛消失，惟腰部在劳累时有痛感。舌、脉无异常变化。上方略作加减继服5剂。

4个月后随访，未复发。

按：证属正虚邪实，独扶正则邪不去，单祛邪则正更伤，故攻补兼施。方中当归、丹参、鸡血藤、桑寄生、狗脊、黄芪益气养血、补肝肾以扶正，且有通痹之功；海风藤、羌活、独活祛风湿、通络宣痹；针对寒邪投以川草乌。药味不杂，量大而力雄，故收效满意。

案例6　张某某，女，25岁，农民。

初诊：1981年3月21日。

3个月前产后受凉，开始左膝关节疼痛，逐渐致整个下肢走窜痛，呈阵发性。近20天症状加重，且麻沉，局部怕凉，有时疼痛从小腿肚向上经背走窜至左侧头顶部。近7、8天阵发性疼痛剧烈，昼夜烦躁不安，不思饮食。

检查：体质一般，烦躁，表情痛苦。舌尖稍红、苔薄白，脉沉弦。

实验室检查：血红蛋白80g/L，红细胞计数4.0×10^{12}/L，白细胞9×10^9/L。嗜中性粒细胞0.78，淋巴细胞0.22。血沉39mm/h。

证属正虚邪侵（寒偏胜），风湿阻络。治以益气养血，温经散寒，祛风通络。

处方：黄芪21g　当归12g　川芎9g　生地15g　白芍30g　独活18g　秦艽12g　钻地风12g　制川乌9g　制草乌9g　川牛膝9g　木瓜15g　香附15g　甘草9g

水煎服。

二诊（4月2日）：上方服3剂，疼痛减轻，窜痛消失，已能行走，但动作仍不灵活。继服6剂，疼痛大减，左腿微有不适，活动稍受限。舌、脉无明显变化。上方改黄芪30g，当归24g，木瓜18g。

药量加大，再进 3 剂，以巩固疗效。

1 个月后随访，病已痊愈。

按：产后气血虚，御外邪之力下降，风寒湿邪乘虚入侵。风则走窜，寒则痛剧。用四物汤加黄芪，补益气血；制川乌、制草乌、独活、秦艽、钻地风散寒祛风通络；木瓜舒筋；川牛膝祛风通经，引药下行。诸药配合，益气养血，祛风散寒，活瘀止痛，后加大黄芪、当归、木瓜用量，邪祛正复则病自愈。

本案疼痛剧烈，缓解疼痛选用了白芍、甘草（芍药甘草汤）和制川草乌，后者大辛大热，祛寒湿之力甚捷。凡因寒凝引起的疼痛，为吾首选之，但因其毒性较烈，应用时应配甘草或蜂蜜，既可解乌头之毒，又可缓解疼痛，收效甚速。

案例7 毛某某，男，33 岁，教师。

初诊：1981 年 9 月 8 日。

患者 1 个月前突感畏寒发热，咽喉不适，周身酸楚，骨节疼痛。经服西药，其他症状基本消失，而全身关节持续疼痛不减。以腰及双膝关节为甚，以致转侧困难，行走不便，至今未愈。其症遇寒加重，得热则舒，今日诸症加重，兼见乏力懒动，食欲欠佳。舌质淡红、苔薄微黄，脉弦。

实验室检查：白细胞计数 11×10^9/L，嗜中性粒细胞 0.85，淋巴细胞 0.15。血沉 8mm/h。

证属正虚邪束（寒偏胜）络闭，有浮热之象。治以益气散寒祛风，佐以和胃清热。

处方：黄芪 30g　桂枝 9g　羌活　独活各 18g　防风 9g　秦艽 12g　忍冬藤 60g　老鹳草 30g　甘草 9g　焦神曲 30g　焦山楂 30g　焦麦芽 30g

水煎服。

二诊（9 月 11 日）：上方服 3 剂，全身关节疼痛明显减轻，仍乏力纳差。依方继服 3 剂。

三诊（9 月 14 日）：全身疼痛已基本消失，腰部仍强硬，全身乏力，纳差。舌、脉正常。实验室检查：白细胞计数 8.4×10^9/L，嗜中性粒细胞 0.74，淋巴细胞 0.26。上方继服 3 剂。

四诊（9 月 17 日）：近 2 天因阴天下雨，腰部两侧肌肉又有酸感，两膝、肘关节亦觉沉紧痛。舌正常，脉弦滑。证已转为湿邪偏胜。另拟强肾祛湿，通经活络法。

处方：独活 30g　白术 30g　薏苡仁 30g　川牛膝 12g　木瓜 18g
桑寄生 30g　川断 30g　老鹳草 30g

3 剂，水煎服。

五诊（9 月 22 日）：除腰、腿稍沉外，余无不适。依上方继进 3 剂。

随访半年未复发。

按：本案初为外邪束表而引起周身不适，似患感冒征象，经治表证虽解，但邪痹经脉并未除，故而关节疼痛不减，形成痹证，首治以散寒祛风通络，络脉通畅痹证趋愈。因阴雨天气，寒湿之邪乘虚侵入，疼痛复发。症以腰沉重，脉弦滑为主，属湿胜，故用薏苡仁、白术，加入祛风湿药中，扶正祛邪，应手取效。

痹证易反复发作，根除相当困难。但是只要治疗时坚持服药，避免见效停药，同时注意扶助正气，适当保温，防止疲劳过度。经过一段时间的调摄，往往可达到根治之目的。

案例8　吴某某，女，25 岁，农民。

初诊：1980 年 12 月 15 日。

肢体强硬疼痛 20 余天。于 1980 年 11 月 22 日月经来潮，次日结婚，婚后第 2 天月经停止。2 天后先觉下肢强硬疼痛，屈伸不便，继而颈项强硬，上肢亦觉强硬疼痛，难以上抬和屈伸。自述肢体硬疼如"直棍一条"，不能转侧。无发热畏寒，肿胀，酸沉症状。曾服祛风药数剂，症状反而加重。来诊时症如前述。其神志清，饮食尚可，二便正常。舌苔白，脉弦细。

证属正虚邪侵（寒偏胜），气血痹阻。治以扶正祛邪，活血通络。

处方：当归 30g　鸡血藤 30g　丹参 30g　黄芪 30g　淫羊藿 12g
桂枝 12g　独活 12g　千年健 12g　钻地风 18g　木瓜 18g　川牛膝 9g

甘草9g　黑豆30g　黄酒100ml，另冲服

3剂，水煎服。

二诊（12月25日）：上方服3剂，即觉肢体轻松。继服9剂，肢体活动较便，已能下床行走。嘱其继服。

三诊（1981年1月3日）：上方又服6剂，症状基本消失，惟有双腿觉硬。依方又服3剂而愈。

按： 本证临床较少见。据理推测，冬季天气寒冷，适逢经潮出阁，精神紧张，恐怯伤肾。"卫气根于下焦"，肾伤，卫外不固，邪气入侵，胞脉闭塞，经血适来即止；经脉不通，气血不濡，外邪入侵，凝滞脉络，故周身强硬。治以祛邪通络为主，佐以固肾活血，方以千年健、钻地风、独活、木瓜、川牛膝、桂枝祛邪通络；当归、丹参、鸡血藤、黄酒活血除风；淫羊藿、黑豆固肾；黄芪益气补虚。诸药相配，攻补兼施而收效。

案例9 路某某，女，21岁，农民。

初诊：1978年9月12日。

四肢关节走窜性持续疼痛1年，局部无明显肿胀，遇寒及劳累加重。舌苔薄白，脉弦。

证属正气虚弱，风邪侵袭，脉络不畅。治以祛风通络，活血养血。

处方：当归30g　丹参30g　鸡血藤30g　羌活15g　独活15g
海风藤18g　桂枝9g　白芍12g　黄芪30g　薏苡仁30g　香附12g
甘草6g

水煎服。

二诊（9月28日）：上方略有加减，共服15剂，症状消失。

3年后得知病未复发。

按： 本案属风寒湿痹（风偏胜），药选黄芪桂枝五物汤。此对风偏胜兼气虚者，加减应用效果理想。此方祛邪而不伤正，益气而不碍祛邪，为攻补兼施之剂。若属阳盛体质或有热象，加忍冬藤；风盛，加千年健、钻地风等祛风湿止痛；血虚重者，加大白芍用量；瘀血甚者，加制乳香、制没药。

娄多峰痹证治验

BI ZHENG ZHI YAN

案例10　白某某，男，10岁，学生。

初诊：1978年9月26日。

4个月来，每遇寒冷，双手及双足抽搐拘急，微痛，伴有关节弹响。

证属气血两虚，阳气不达四肢。治以益气养血，温阳活络。

处方：淫羊藿9g　桂枝6g　鸡血藤15g　桑枝30g　黄芪30g
薏苡仁30g　丹参9g　生地9g　甘草6g

3剂，水煎服。

二诊（10月11日）：上方服3剂，诸症减轻，但遇凉仍稍有抽搐感。依上方再服3剂。

10月29日家长来述，病已痊愈。

按：此属内风证。内风证古人多从热极或血虚论述，而对此类情况描述的不多。吾认为此乃禀赋不足，阳气不达四肢，遇寒冷则经脉痹阻，手足缺乏气血温煦濡养而抽搐拘急，关节弹响。故治疗时用淫羊藿补肾壮阳，治筋骨拘急；桂枝、桑枝行四肢，温经通络；配合活血养血除湿之药，而治愈此证。

案例11　申某某，男，30岁，农民。

初诊：1981年6月4日。

今年春节，始感两手持续胀痛，握持无力。以后逐渐加重，且出现头痛，两手阵发性震颤抽搐，两足胀麻。每遇劳累，上述症状加重。近日病情又加剧，且伴全身乏力、自汗，故来就诊。舌质淡、体胖大、苔白滑，脉细缓。

证属正虚湿盛，脉络失养。治以益气养血，舒筋除湿。

处方：黄芪30g　淫羊藿15g　当归30g　白术15g　生地30g
丹参30g　木瓜30g　香附30g　甘草9g

5剂，水煎服。

二诊（6月10日）：服上药诸症基本消失，早晨仍觉两手胀紧而痛，余无不适。自述服最后2剂药，感觉头晕，约半小时缓解。嘱其改服痹证丸，每次服80粒，每日服3次，连服10天，巩固

17

疗效。

按：此例初为两手胀痛，握物无力，乃气血已虚，湿阻脉络，难达四肢之故。因未及时治疗，久则气血更虚，血不养筋而出现两手震颤，全身乏力，自汗，遇劳加重。方中黄芪、白术、当归、生地益气养血，筋脉得养则抽搐、震颤可解；淫羊藿、木瓜壮阳除湿舒筋；丹参、香附活血理气解郁。诸药配伍，药量大而力专，故收效甚捷。后2剂服后感一时头晕，属药力过大之故，改服丸剂，缓图之，效果理想。

二、风湿热型

案例1 张某某，男，18岁，农民。

初诊：1981年4月25日。

5天前出现全身发烧，膝、肘、腕、指、趾诸关节红肿热痛，活动受限，不能步履，疼痛处拒触按，得凉则舒。兼有头晕，心烦不安，口渴引饮，大便秘结，小便短赤。舌尖红、苔黄，脉滑数。

实验室检查：血红蛋白74%，红细胞计数3.2×10^{12}/L，白细胞计数15×10^9/L，嗜中性粒细胞0.85，淋巴细胞0.13，嗜酸性粒细胞0.02。血沉51mm/h。

证属热痹。治以清热疏风利湿，活血通络。

处方：生石膏30g　知母21g　忍冬藤90g　土茯苓30g　萆薢30g生地30g　香附18g　败酱草30g　络石藤24g　丹参30g

水煎服。

二诊（5月5日）：上方服9剂，热象基本消失，肿痛好转，能走路来诊，伴有头晕乏力。另拟清热益气育阴为主，兼祛风湿通络之剂。

处方：黄芪30g　忍冬藤60g　生地30g　络石藤24g　青风藤21g　萆薢15g　木瓜18g　陈皮9g　桑枝30g

水煎服。

三诊（5月11日）：上方服6剂，肿痛全消，行走自如，但仍稍有低热，自汗。舌质红、苔根黄腻，脉正常。血沉30mm/h。证属湿热未尽，正气待复。拟以益气健脾利湿为主，佐以养血清热。

处方：黄芪 30g　土茯苓 21g　白术 18g　薏苡仁 30g　草薢 18g　老鹳草 30g　忍冬藤 60g　木瓜 18g　白芍 12g　丹参 21g　生地 18g

水煎服。

四诊（5月19日）：服上药6剂，热退，自汗止，诸症悉除。依上方继服6剂，巩固疗效。

按：此证为热痹。西医学称"急性风湿性关节炎"。因其病势急，热象重，治疗上必须以清热解毒为主，不宜妄投辛燥通络之品，以防助热耗阴。热证除大半后，当益气育阴，扶助正气。但必须注意清除余热，不然可死灰复燃，使病情反复难愈。本证在症状消失后坚持服一定时间的扶正药，多可根治，若见效废药，治不彻底，可转为慢性，缠绵难愈。

案例 2　师某某，男，7岁。

初诊：1980 年 10 月 3 日。

周身僵硬疼痛，肢体关节活动不便，行走困难，以致不能下床活动，已 1 个月。询其病因与暑天贪凉，在水泥板上睡觉时间长有关。

检查：肢体屈伸活动不便，且疼痛较剧，精神欠佳。舌质稍红、苔白，脉数。

实验室检查：白细胞计数 $14 \times 10^9/L$，嗜中性粒细胞 0.8，淋巴细胞 0.2。血沉 60mm/h。

证属寒湿化热，邪阻脉络。治以清热除湿通络，佐以益气活血。

处方：忍冬藤 60g　桑枝 60g　钩藤 12g　青风藤 12g　络石藤 12g　薏苡仁 18g　丹参 12g　黄芪 30g　甘草 9g

3 剂，水煎服。

二诊（10月6日）：全身强硬好转，已能下床活动。但股四头肌疼痛仍较甚。照上方 3 剂，隔日服 1 剂。

三诊（10月9日）：症状基本消失，股四头肌已不痛，行走较便。上方减量略加减，继服 3 剂。

四诊（10月25日）：症状全消。血沉 25mm/h。

1 年后随访，未复发。

按：此属风寒湿侵袭肌表，邪已化热之证。通过临床观察，凡儿童或青壮年，阳热旺盛者，邪多化热，成为热痹。治疗时必须注意患者体质。若阳盛之体，临床表现即使热证不明显者，也不可妄投温燥之剂，否则抱薪救火，促之热化。本证重用清热利湿之药，稍佐辛凉即为此意。

案例3 李某某，男，9 岁。

初诊：1980 年 6 月 2 日。

5 天前双足跟痛，2 日后出现双肩、腕、踝关节疼痛，局部微热稍肿，疼痛剧烈，3 天来昼夜未眠。舌质稍红、苔薄黄，脉弦数。

实验室检查：白细胞计数 $14 \times 10^9/L$，中性粒细胞 0.8，淋巴细胞 0.2，血沉 44mm/h。

证属热毒偏盛，脉络壅塞。治以清热解毒利湿，活血通络。

处方：忍冬藤90g　败酱草30g　秦艽9g　透骨草18g　生地18g　络石藤18g　青风藤18g　丹参18g　甘草9g

3 剂，水煎服。

二诊（6 月 6 日）：疼痛减轻，已能入睡。照上方继服 3 剂。

三诊（6 月 11 日）：疼痛基本消失。上方继进 3 剂，巩固疗效。

按：此证属热盛型，治以清热解毒利湿，祛风活血通络。9 岁儿童虽用此大量之剂，并无伤及胃气，反直折热邪。通过多例病案可以看出，对痹证实证的治疗，每以投剂巨大，临床收效甚捷。

案例4 梁某某，女，27 岁，工人。

初诊：1978 年 5 月 30 日。

多个关节持续性走窜疼痛 2 个月余（高烧后引起），以肘、膝关节为甚。近日症状加重，伴全身轻度浮肿，心悸乏力，腰膝酸软。双侧小腿肚出现许多如粟粒状红点，触之碍手。舌质淡、苔白腻，脉细数。

证属脾虚湿盛，余热未尽。治以健脾利湿，祛风通络，佐清热凉血。

处方：茯苓 15g　生白术 15g　薏苡仁 30g　黄芪 30g　忍冬藤 60g　络石藤 24g　秦艽 15g　牡丹皮 15g　木瓜 12g　香附 12g　土茯苓 21g

6 剂，水煎服。

二诊（6 月 8 日）：上方服 6 剂，关节疼痛均减轻，肿亦显消，心悸乏力亦有好转。照方继服。

7 月 10 日来述，上方共服 27 剂，诸症全消。

按：本案初起病证属实热，后见脾虚湿胜，治当以健脾祛湿通络为主，兼清余热。以黄芪、茯苓、白术、薏苡仁、土茯苓健脾利湿；秦艽、络石藤、木瓜祛风通络为主。佐忍冬藤清热解毒；牡丹皮凉血消斑；香附行血中之气而止痛。诸药对证，故疗效理想。

案例5　徐某某，男，15 岁，学生。

初诊：1979 年 11 月 26 日。

自当年暑假起，两踝、两腕关节先后出现持续性肿痛。多方治疗效果欠佳。近几天肿痛较前严重，活动受限。

检查：双腕、双踝关节肿胀疼痛微红，触之有热感。舌苔薄白，脉弦数。

实验室检查：血沉 64mm/h。

证属湿热阻络，气血瘀滞。治以清热利湿解毒，活血通络。

处方：当归 21g　丹参 30g　桑枝 30g　青风藤 12g　忍冬藤 60g　秦艽 21g　败酱草 30g　钻地风 18g　萆薢 21g　防己 18g　香附 30g　黄芪 30g

水煎服。

二诊（1980 年 1 月 14 日）：上方略作加减共服 40 剂，肿痛消失。复查血沉在正常范围内。

1 年后随访未复发。

按：此案血沉快，属病情的急性阶段，对此证候辨证施治中常选清热解毒通络之品，如忍冬藤、桑枝、败酱草等，使血沉恢复较快，症状消失往往亦速。

案例6 杨某某，女，31岁，工人。

初诊：1981年4月2日。

前天半夜醒后，感觉两肩臂和两膝关节酸沉疼痛。次日早晨两臂酸沉疼痛更重，症以右膝及左臂为甚。上举费力，状若坠压重物，同时两下肢运动不灵活，行走困难。舌苔薄白，脉弦数。

实验室检查：血红蛋白65g/L，红细胞计数 3.25×10^{12}/L，白细胞计数 11×10^9/L，嗜中性粒细胞0.86，淋巴细胞0.14。

证属湿热之邪郁于经络。治以清热凉血，祛风除湿，活血通络。

处方：当归30g　川芎12g　生地21g　白芍21g　忍冬藤90g　秦艽10g　败酱草30g　木瓜18g

2剂，水煎服。

二诊（4月4日）：服上药2剂后，除右肩仍感酸沉外，其他症状均消失，功能活动恢复。复查：血红蛋白66g/L，红细胞计数 3.3×10^{12}/L，白细胞计数 6×10^9/L，嗜中性粒细胞0.66，淋巴细胞0.34。上方略作加减。继服2剂而愈。

1年后随访，未复发。

按： 此案得病较速，上、下肢酸沉疼痛，证属风湿热痹，治以清热凉血除湿。临床吾对实热者甚为注意，此证须用大剂量寒凉之品治其热，使热去络通，痹证可愈。

案例7 刘某某，男，22岁，农民。

初诊：1978年10月28日。

1个月前打坯，因劳累过度，夜间不慎受凉，随后两肩及腰部持续凉沉疼痛，每遇劳累，气候变化痛增，至今未愈。近日症状加重，卧不能转侧。舌质稍红、苔薄黄，脉弦数。

证属初为风寒湿痹，郁久化热。治以祛邪清热，活血止痛。

处方：丹参30g　青风藤20g　白芍21g　威灵仙15g　秦艽18g　忍冬藤90g　薏苡仁30g　络石藤30g　香附15g　甘草9g

水煎服。

二诊（10月31日）：服上药3剂，疼痛有减，但仍卧不能转侧，且失眠。上方加夜交藤30g，炒枣仁30g。3剂。水煎服。

三诊（11月3日）：诸症大减。效不更方，继进3剂。

四诊（11月6日）：症状基本消失。改服痹证丸，每次服30粒，1日3次，连服6天，巩固疗效。

按：本案为寒湿外束，内有郁热之证。《伤寒论》所云大青龙汤，即为此而设。但临床治痹吾较少选用，多效其意，如麻黄者，以青风藤、威灵仙、秦艽等辛温通络药代之；石膏者，以忍冬藤代之。其通络作用均胜过前药，更有活血养血之药，能收到较好的疗效。所以学古方贵在效其法。不明方意，死记方药，收获必微矣。

案例8 毛某某，男，58岁，干部。

初诊：1978年7月16日。

双膝、双肘关节持续疼痛2个月余。平素体质较差，2个月前插稻秧数日，劳累过度，在水中浸泡过久，引起双膝、双肘关节疼痛微肿。膝关节较甚，经治效不佳。来诊时，上症不减，兼见有肢体酸困乏力。舌质稍红、苔薄黄，脉弦数。

证属湿热内侵，脉络痹阻。治以清热利湿，活血通络。

处方：忍冬藤60g 丹参30g 鸡血藤21g 黄芪30g 薏苡仁30g 草薢15g 土茯苓24g 络石藤30g 败酱草30g 香附30g 木瓜21g 桑枝60g

3剂，水煎服。

二诊（7月20日）：上方服3剂，症状略有减轻。照方继服。

三诊（8月2日）：依上方又服6剂，疼痛肿胀消失，但仍感双膝沉困。上方加川牛膝9g，淫羊藿12g，继服3剂。

1年后来述，自上次治愈后，未复发。

按：患者素虚，劳累过度，夏日浸泡水中，湿热之邪侵袭肌肤关节，气血被阻而肿痛。忍冬藤、桑枝、败酱草清热活络，余药利湿通络，佐以扶正，效果较佳。后见大病已去，惟双膝沉困，乃为筋骨受损，加川牛膝、淫羊藿补肾壮阳，强壮腰膝而收功。

案例9 吴某某，男，50岁，农民。

初诊：1977年11月27日。

双膝关节红肿热痛 2 个月余。近日右腕关节也出现红肿热痛，痛处不可触及，屈伸受限，兼胃脘满闷，不欲饮食。舌质稍红、苔白腻，脉弦数。

证属湿热阻络，气血留滞。治以清热利湿，活血通络，佐健脾和胃。

处方：丹参 60g　鸡血藤 30g　桑枝 60g　忍冬藤 60g　生地 15g　秦艽 15g　威灵仙 15g　白术 60g　薏苡仁 30g　焦神曲 30g　焦麦芽 30g　焦山楂 30g　甘草 6g

水煎服。

二诊（12 月 7 日）：上方服 6 剂，症状大减，肿痛基本消失，能骑自行车 5km。上方加黄芪 60g，继服 6 剂。

三诊（12 月 14 日）：症状已完全消失，守方继服 3 剂，巩固疗效。

按：有人认为舌苔的变化对痹证的辨证有重要价值。其言"舌苔白腻而浊者，为湿盛，宜侧重燥湿以通络，如兼见薄黄者为湿热，因薄黄即湿将化热，当祛湿清热并进；苔白腻而质淡者为寒湿，可大胆重用乌头、附子以温经散寒；无论舌苔如何，凡舌质红者，均为阴虚、血虚之证，需参用养血固阴之品"。通过临床观察，上述认识是可取的。如本案虽脉数，舌红，局部红肿热痛，但其舌苔白腻，乃湿重于热，故用白术 60g，意在燥湿。舌质红为阴虚，故加生地。此方既不伤胃助湿，又不助火耗阴，效果理想。

案例 10　张某某，女，45 岁，农民。

初诊：1979 年 5 月 2 日。

初起高热，渐致四肢麻木，微有疼痛半月余。手足活动不便已有 10 天。舌质淡红、苔薄白，脉细弱。

证属热邪耗伤气血，脉络失养。治以益气养血，扶正祛邪。

处方：黄芪 60g　鸡血藤 30g　丹参 30g　桂枝 12g　生地 30g　白芍 18g　桑寄生 30g　忍冬藤 60g　地龙 18g　淫羊藿 12g　甘草 9g

水煎服。

二诊：（5 月 10 日）：上方服 5 剂后，诸证消失。继进 3 剂，以巩固疗效。

按：初起高热，渐使四肢麻木，为热邪耗伤正气，营卫虚弱不得温养肌肤筋脉所致，故用黄芪、桂枝、白芍、生地、桑寄生、忍冬藤、丹参、地龙活血通络。诸药配合，使正复邪除，脉络通畅，气血活顺，肌肤、筋脉得到濡养，而诸症尽解。

案例 11 邓某某，女，47 岁，农民。

初诊：1981 年 4 月 7 日。

于 1972 年 6 月因产后汗出过多，起居不慎，感受风寒，出现双肘及双膝关节持续疼痛，时轻时重，每逢气候变化加剧，历时 9 年未愈。1 个月前又因劳累出汗，复受风寒，喷嚏，流清涕。3 天后出现头痛、全身酸痛，双肘及膝关节、足跟疼痛加剧，步履艰难，双手指酸胀，不灵活。经治疗效果欠佳，前来就诊。

检查：精神欠佳，发病关节功能活动受限，未见关节变形。舌质淡红、苔微黄，脉浮微数。

实验室检查：血沉 35mm/h。

证属风湿热邪侵袭，诱发痼疾。治以祛风清热除湿，活血养血通络。

处方：忍冬藤 90g　透骨草 30g　络石藤 30g　羌活 12g　独活 12g　鸡血藤 30g　钻地风 30g　丹参 30g　香附 18g　生地 30g　青风藤 15g　木瓜 15g　甘草 9g

3 剂，水煎服。

二诊：（4 月 21 日）：服上药 3 剂，头痛及浑身酸楚明显减轻，肘、膝关节疼痛亦减。脉浮不明显，其他同前。守方继服 3 剂。

三诊：（5 月 2 日）：头痛及全身四肢关节酸楚疼痛基本消失，足跟痛已减，行走时无明显不适。舌淡、苔薄白，脉沉细、无力。上方忍冬藤减为 30g，加黄芪 30g。继服 3 剂。

四诊：（5 月 16 日）：10 余日未服药，加之气候变化，两下肢酸困，踝关节仍感酸痛。改服痹证丸，每次服 60 粒，1 日 3 次，连服 30 天，巩固疗效。

按：《傅青主女科》在产后病中言："产后百节开张，血脉流散，气弱则经络间血分阻滞。累日不散，则筋牵脉引，骨节不利，故腰痛不能转侧，手足不能动履。"此患者产后不慎，外邪入侵，岂不更作。本证虽年久不愈，正虚必然，但根据初诊情况，正气尚可受药，且疼痛症状突出。故急祛邪以治标，待症状缓解，再重用益气养血之药，兼服通经活络之痹证丸收功。

三、瘀血型

案例1 刘某某，女，18岁，农民。

初诊：1981年12月4日。

左小腿腿肚针刺样持续疼痛，兼有局部抽搐，沉困、行走不便1个月余。同时尚出现右手指难以伸直，握力亦差。经治无效，前来就诊。舌质、苔正常，脉沉细弱。

证属血虚邪侵，气血不行，血瘀阻络。治以祛风活血，化瘀通络，佐益气养血柔筋。

处方：当归30g　丹参30g　鸡血藤30g　赤芍18g　透骨草30g 乌梢蛇15g　淫羊藿30g　黄芪30g　桑枝60g　甘草9g

5剂，水煎服。

二诊（12月14日）：服上药后手指已可伸直，握力较前好转，左小腿处已不抽搐，沉困刺痛已减，走路较前灵活。舌正常，脉沉弱。照方继服5剂。

三诊：（12月23日）：除左下肢行走较远时仍酸困外，余症皆除。改服痹证丸，每次服50粒，1日3次，连服10天。

按： 刺疼者为血瘀特征，肢体抽搐者，原因甚多，具体本案属血虚受风，经络受阻，血脉滞涩，筋脉失养。归纳之，风湿阻络，气血瘀滞。治以祛风通络，活血养血。风除，筋得血养而不挛，血活瘀消而不痛，故病愈。

案例2 秦某某，男，46岁，汽车司机。

初诊：1981年12月13日。

右肘关节持续性刺痛5个月。腰骶关节隐痛2个月。遇劳累、寒冷时加剧。近日症状较甚，夜不能寐。

检查：局部压痛，无红肿及其他改变。舌质暗淡、苔白腻，脉沉涩。

实验室检查：白细胞计数 $11 \times 10^9/L$，嗜中性粒细胞 0.85，淋巴细胞 0.15。血沉在正常范围。

证属瘀血痹证。治以活血化瘀，祛风除湿。

处方：当归 30g　丹参 30g　赤芍 24g　白芍 18g　姜黄 12g　透骨草 30g　老鹳草 30g　香附 18g　延胡索 12g　五灵脂 12g　威灵仙 18g　甘草 9g

3 剂，水煎服。

二诊（12 月 17 日）：服上药 3 剂，肘部痛减，腰部隐痛消失。复查：白细胞计数 $8 \times 10^9/L$，嗜中性粒细胞 0.73，淋巴细胞 0.27。舌质、苔正常，脉沉弦。上方去五灵脂，加桑枝 60g。

三诊（12 月 23 日）：症状大减，惟劳累过度时右肘关节处稍感疼痛不适。改服化瘀通痹丸，每次服 50 粒，1 日 3 次，连服 10 天。

四诊（1982 年 1 月 9 日）：病已愈。恐其复发，继服化瘀通痹丸，用量同上，连服 10 天。

按：痛处固定，且有明显压痛，与气候变化有关，此为血瘀兼风湿，非单纯风寒湿痹可比。故以活血化瘀理气为主，佐以祛风湿通经络之剂收效。腰骶关节疼痛，3 剂药消失，此为意外疗效。以药推证可属气血瘀滞之腰痛，并非肾虚或单纯风湿之证。

第二节　颈项部痹证

颈项部是活动较多的部位，可作多种运动，此处患痹证，多由风寒湿邪侵袭，扭转损伤和筋脉失养三种因素而致。临床上分急性和慢性两种类型，急性者多为颈部过度疲劳，汗出当风，毛窍开放，风寒湿邪乘虚侵入颈部，致局部气血凝滞而发病；慢性者多因长期劳损，又感外邪所致。急性者若治疗不及时或不彻底，可转为慢性，而慢性若加之疲劳，复受风湿，可急剧发作。其病机为邪阻经脉，筋脉失养，邪与气血搏结，经脉阻滞不通，造成筋脉痉挛、充血、肿胀，而出现热、胀、酸、凉、疼、麻、颈项强硬、仰俯扭转功能受限等症状。临床常见有颈椎综合征、"落枕"等。

【治则】祛邪通络，活血养血，舒筋止疼。

【方药】颈痹汤：葛根18g　威灵仙15g　秦艽12g　羌活12g
透骨草21g　鸡血藤21g　当归18g　生地18g　白芍15g　香附15g
水煎服。

【加减】寒者，加桂枝；热者，加忍冬藤、败酱草；痛剧，加制
乳香、制没药；气虚，加黄芪。

本节共录病案12例，其中风寒湿型8例，风湿热型3例，瘀血
型1例。

一、风寒湿型

案例1　许某某，女，40岁，农民。

初诊：1981年4月29日。

颈背持续酸沉掣痛10天余。10天前，清晨起床时感觉颈项胀
痛，前屈，后仰，左右侧屈活动受限，转动则疼剧，右上肢由肩至
肘麻木，甚至酸疼延及肩、背、腰部，朝重暮轻，日益加重，生活
不能自理。舌淡、苔薄，脉弦。

证属病邪（风偏胜）入络，气血留滞。治以祛风散寒通络，活
血养血。

处方：葛根30g　羌活21g　威灵仙15g　秦艽12g　透骨草30g
青风藤18g　防风9g　丹参30g　鸡血藤18g　生地18g　木瓜18g
甘草9g

水煎服。

二诊（5月3日）：服上药3剂症状大减，生活已能自理。照上
方继服3剂。

三诊（5月6日）：惟晨起颈项强硬，余无所苦，舌质淡红、苔
稍黄，脉沉细。上方加忍冬藤30g，继进3剂。

四诊（5月10日）：来述病已痊愈。

按：此属风寒湿痹（风偏胜型），朝重暮轻是因夜间活动较少，
气血循行不畅，加至早晨气候寒凉而致，"寒主收引"，故疼痛较重。
方中祛风散寒与活血通络之品配合，收效甚速，后因有化热之象，

故加忍冬藤清热通络。使邪去络通，痹证自愈。

案例2 李某某，女，46岁，农民。

初诊：1981年11月11日。

颈部左侧"筋疼"2个月不解。原因不明，自以为"落枕"，经用泼尼松等药物治疗，效果尚可，但停药后仍疼。近日病情逐渐加重，颈项前俯后仰、左右转动均受限，两臂亦酸、沉、痛，以右侧为甚。舌质淡、苔腻微黄，脉沉细。

证属风湿入络，兼有内热。治以祛风除湿，活血通络，佐以清热。

处方：葛根30g　鸡血藤30g　当归30g　白芍30g　秦艽18g　威灵仙12g　羌活18g　木瓜18g　土茯苓20g　忍冬藤30g　孩儿茶18g　香附18g

3剂，水煎服。

二诊（11月16日）：服药后颈部活动较前好转，但两臂酸沉明显。络痹之势稍解，湿胜之象已明，故依上方加萆薢30g。3剂。

三诊（11月23日）：服上药疼痛明显减轻，颈部前屈、后仰、左右转动无不适感，惟左肩仍有酸痛，局部怕凉，喜暖。舌质、苔正常，脉沉。依上方加桂枝12g，继进3剂。

四诊（11月30日）：症状消失，一切如常。

3个月后随访，未再复发。

按：风寒湿邪侵袭经络，气血阻滞循行不畅，呈现项部强硬疼痛。方中葛根、桂枝解肌升阳，引药直达病所。当归、白芍、孩儿茶、鸡血藤活血化瘀止痛，余药祛风除湿，舒筋活络，诸药相配，收效甚佳。此案初见舌苔微黄为内有郁热，但在此证中热仅处次要地位，故仍属风寒湿痹，治疗时稍加忍冬藤清热即可。

案例3 高某某，女，45岁，农民。

初诊：1980年1月4日。

左侧颈部疼痛及左肩臂麻木窜痛3个月余。3个月前，因母亡悲啼过甚，渐觉颈项凉痛且胀，持续不止，继而左肩臂窜痛麻木。近日颈项强硬疼痛加重，不能扭转，肩臂疼痛、胀、麻较前严重。舌质淡、苔薄白，脉弦。

证属风寒湿痹。治以祛风除湿，温经散寒，佐益气养血。

处方：羌活　独活各18g　威灵仙15g　秦艽15g　透骨草30g　葛根30g　桂枝15g　木瓜18g　黄芪30g　鸡血藤30g　当归18g　丹参30g　香附18g

水煎服。

二诊（1月7日）：上药服3剂，症状有减。嘱其继服。

三诊（1月21日）：共服12剂，症状基本消失。改服痹证丸，每次服80粒，1日3次，连服10天，巩固疗效。

按：悲则伤肺，肺气虚，卫外不固，风寒湿邪乘虚侵袭，经络受阻，气血凝滞，则疼痛、胀、麻、凉诸症并发。时值严冬，复受寒邪，故而症状加重。方以羌独活祛风除湿散寒为主，古人云："羌活善治项强筋急，独活治百节风痛、酸痛、不仁尤效"，透骨草、威灵仙、秦艽、葛根、木瓜祛风湿，舒筋通络，治筋骨拘挛，四肢麻木；桂枝温经通脉，治肩背肢节酸痛，行上部肩臂，领诸药直达病所。更加益气活血之药，扶正祛邪，诸药相配，痹通病愈。

案例4　史某某，男，42岁，农民。

初诊：1982年2月26日。

约1个月前，劳动汗出后不慎受凉，当夜即觉两肩部持续凉痛，酸沉麻木，并牵涉颈项部及两上肢。颈项前后仰俯及左右扭转均受限，但无明显压痛点。舌质、苔正常，脉弦紧。

证属风寒阻络，血行不畅。治以祛风散寒，活血通络。

处方：当归30g　鸡血藤30g　川芎12g　羌活18g　桂枝15g　透骨草30g　秦艽18g　威灵仙15g　生地30g　香附30g　桑枝60g　葛根30g

水煎服。

3月14日来述，依方连服15剂，症状消失，两肩关节功能恢复正常。

按：川芎通行十二经络，为血中之气药，擅长上行诸经。此案上部疼痛范围广泛，且较剧，故在常法中加此味，以增诸药之效。

案例5　米某某，女，30岁，农民。

初诊：1981年6月2日。

2个月前因产后受风寒，引起颈项持续凉麻沉痛，经治不效。近日颈项强痛难忍并波及两肩、臂，以左侧为甚。转侧困难，朝重暮轻。舌质淡、苔薄白，脉弦紧。

证属气血虚弱，筋脉失养，风寒湿邪凝滞经络。治以温经散寒，活血通络，益气养血，扶正祛邪。

处方：当归30g　丹参30g　鸡血藤30g　羌活18g　桂枝15g　生地30g　透骨草30g　黄芪30g　香附18g

水煎服。

二诊（6月6日）：服上药3剂后两颈肩部疼痛减轻，已不觉凉（仍觉麻沉）。但颈项及后枕部仍有沉痛不适感。脉有涩象。上方加葛根24g，钩藤18g，川芎15g。3剂。水煎服。

三诊（6月11日）：上方进3剂，颈项、两肩和上臂痛消失。舌、脉正常。改用痹证丸，1日3次，每次服60粒，连服10天，巩固疗效。

按：产后气血亏损，营卫虚弱，风寒之邪乘虚而入，阻滞经脉，气血运行不畅，故感痛、沉、麻，颈项强硬。朝重暮轻，为阳气虚，故以羌活、桂枝、透骨草温阳祛风散寒；以黄芪、当归、鸡血藤、生地益气养血，活血通络；川芎、香附活血理气；葛根、钩藤引经达肩背，治颈项强痛挛急。诸药配伍，共奏扶正祛邪之功。

案例6　蔡某某，女，36岁，工人。

初诊：1981年6月9日。

昨天因汗出当风，项背阵发性强痛，疼甚时冷汗出，并连及整个脊背，不能侧卧，且全身酸楚乏力，四肢沉困。舌质淡、苔薄白，脉浮缓。

证属寒邪痹阻太阳。治以温经散寒，解肌祛风，升津液，舒经脉。

处方：桂枝 18g 葛根 30g 白芍 30g 甘草 15g 生姜 9g 大枣 10 枚

3 剂，水煎服。

1 周后来诉，服上方 2 剂，其症状即除。3 剂服完后未再发作。

按： 足太阳经者，上交巅顶，络脑，挟脊抵腰。因汗出受风，经气不舒，则项背强急，俯仰不能自如。《伤寒论》云："太阳病，项背强几几，反汗出恶风者，桂枝加葛根汤主之。"遵循古训，选此方用之奏效。

案例 7 刘某某，女，30 岁，农民。

初诊：1982 年 5 月 28 日。

1 个月前，突然感到颈部不适，状似"落枕"，数小时后，颈项强硬，疼痛大作，持续不解，疼从右侧颈部向下牵掣腰背，起卧均需他人照料，痛苦异常。经用泼尼松、复方氨林巴比妥等药物治疗，症状缓解，但每遇劳累或外感风寒则复发。近 3 天气候变化，上症又发作，且较前严重，颈背左侧疼痛，强硬不适，活动受限，略向左转侧即疼痛难忍。舌质、苔正常，脉弦细。

X 线检查：颈椎未发现异常。

证属风寒湿痹，血虚受邪。治以祛邪通络，滋阴养血，益气祛邪。

处方：当归 30g 生地 30g 黄芪 30g 葛根 30g 威灵仙 24g 秦艽 12g 钩藤 18g 羌活 18g 桂枝 9g 香附 18g

3 剂，水煎服。

二诊（6 月 2 日）：症状有减。照上方继服 5 剂。

三诊：（6 月 7 日）：疼痛消失，晨起颈项稍觉强硬，余无不适。改服痹证丸，每次服 60 粒，1 日 3 次，连服 10 天，巩固疗效。

按： 证属血虚受邪，治以大量当归、生地、黄芪滋阴养血，益气通痹；配合香附理血中之气，加强行血止痛之力；葛根味辛甘，性平无毒，入脾胃二经，发表解肌，善治颈项强硬，经临床实践，葛根治疗多种原因所致的颈项强痛，确有良效；威灵仙、秦艽、桂枝、羌活，均为祛风通络之品，与上药组成，是针对血虚受邪之证而设，故收效甚速。

案例8　张某某，男，19 岁，社员。

初诊：1982 年 5 月 5 日。

10 天前患感冒刚愈，即出工挖河。休息期间卧眠于湿地，醒后即觉 1～4 节胸椎部沉胀疼痛，背上如负千斤，此后沉胀酸痛不解，遇凉加重，入夜痛甚，咳嗽及头向后仰亦痛。局部皮色不变，无肿热。舌质稍红、苔薄白，脉沉弦。

证属风寒湿邪，痹阻经脉。治以祛风除湿，散寒通络，活血舒筋。

处方：葛根 18g　威灵仙 18g　钩藤 15g　秦艽 9g　羌活 12g 桑寄生 30g　当归 15g　鸡血藤 18g　香附 18g

3 剂，水煎服。外用痹证膏 1 张贴患处。

二诊（5 月 10 日）：背痛消失，沉胀明显减轻，食欲欠佳。上方加焦神曲、焦麦芽、焦山楂各 18g，继进 3 剂。

半月后来述已愈。

按：感冒刚愈正气未复，又劳累后身卧湿地，风寒湿邪乘虚侵入督脉，阳气被湿邪痹阻，经气运行不畅，筋脉失其濡养，则项背强，仰俯不能自如。方用葛根、威灵仙、秦艽、羌活、桑寄生等祛风湿、通经络；当归、鸡血藤活血养血。络通则疼止，湿祛则胀沉除，故仰俯自如，诸症自愈。

二、风湿热型

案例1　尹某某，女，44 岁，教师。

初诊：1979 年 10 月 29 日。

左颈项及肩胛部持续疼痛，时轻时重，月余。近日颈项扭转困难，疼甚时有热感。疼点固定，局部不肿不热，皮色不变。舌质偏红、苔白，脉弦稍数。

证属血虚肝旺，风湿热邪痹阻经络。治以疏风清热，活血通络，养血平肝。

处方：当归 18g　　生地 15g　　白芍 18g　　忍冬藤 60g　　秦艽 21g
威灵仙 15g　　葛根 18g　　连翘 24g　　制乳香 9g　　制没药 9g　　香附 18g
水煎服。

二诊（11 月 10 日）：上方服 9 剂，疼痛大减。效不更方，继服
3 剂。

三诊（11 月 13 日）：症状基本消失，但颈项有沉困乏力感。上
方加黄芪 30g，桑寄生 30g。继服 3 剂。

四诊（11 月 17 日）：症状完全消失，患者恐复发，要求继服。
照方再投 3 剂。后未复发。

按：此证属血虚肝旺，脉络空虚，风湿热外邪入络，脉络不和。
治以疏风清热，养血平肝之法，加乳、没以活血止痛，收效更捷。
后加桑寄生补肝肾，黄芪补气通痹，邪去正复，痹证自愈。

案例 2　娄某某，女，51 岁，农民。

初诊：1981 年 9 月 9 日。

颈项间断性强痛，屡次发作（无明显诱因），但多可自行缓解。
近日连续强痛不解，俯仰或转侧均感不适，且左上第 2 臼齿疼痛难
忍。舌质红、苔薄黄，脉浮数。

实验室检查：白细胞计数 $20 \times 10^9/L$，嗜中性粒细胞 0.79，淋
巴细胞 0.21。血沉 8mm/h。

证属内热招风，络痹血瘀。治以清热疏风，活血通络。

处方：当归 30g　　白芍 18g　　生地 18g　　丹参 24g　　金银花 30g
连翘 18g　　败酱草 30g　　蒲公英 30g　　威灵仙 12g　　秦艽 12g　　葛根 9g
甘草 9g

3 剂，水煎服。

二诊（9 月 14 日）：颈项强痛及牙痛均减。复查：白细胞计数
$18 \times 10^9/L$，嗜中性粒细胞 0.78，淋巴细胞 0.22。守方继服 3 剂。

三诊（9 月 18 日）：牙痛消失，颈项稍有隐痛不适。复查：白
细胞计数 $7.8 \times 10^9/L$，嗜中性粒细胞 0.6，淋巴细胞 0.4。改服痹证
丸，每次服 60 粒，1 日 3 次，连服 5 天。

　1 个月后随访，诸症消失。

按：此症俗称"落枕"，多因素有风湿宿疾，体弱或因疲劳过度，加之睡卧姿势不当，经久不动，致使肌肉长时间受到牵拉而致伤，复受风寒湿而得。本证属内有蕴热复受风邪，气血瘀滞，脉络不通所致。故以清热凉血解毒为主，佐以活血祛风，收效甚捷。

案例3　丁某某，男，50岁，教师。

初诊：1979年6月10日。

颈及两肩部走窜抽掣样间断性跳痛半年，疼以左侧为频。偶尔下肢亦痛。近日又发作，症状同前。兼有胸胁胀满，四肢乏力，时常心悸，纳差。舌质稍红、苔薄白，脉弦细。经X线摄颈椎片及神经科检查均未发现异常。

实验室检查：血沉45mm/h。

证属血虚邪侵，气血郁结。治以养血活血，祛风通络，宽胸利气。

处方：白芍30g　鸡血藤30g　石斛24g　瓜蒌皮30g　焦神曲21g　焦山楂21g　焦麦芽21g　姜黄9g　忍冬藤60g　威灵仙18g　秦艽21g　甘草6g

水煎服。

二诊（6月15日）：服上药1剂后，大便如发酵面泡之状。2剂后，大便排出黑红色黏条物。3剂大便呈泡沫状。颈肩疼痛及胸胁胀满均消失，食欲有增，心悸好转，但四肢仍乏力。上方去瓜蒌皮，加黄芪30g，继服3剂。

1个月后随访，症状痊愈，未再复发。

按：颈肩抽掣跳痛，为外邪侵袭筋脉所致，胸胁胀满属肝气郁结之证，木郁生火，火旺则心神不安，故心慌。此属风痹兼肝郁不达之证。故拟养血活血，行气解郁，利气宽胸，祛风通络之法，收效甚速。

综观诸药，并无异常，同样药物，但服后大便发生上述不同变化，而且症状消失甚速。此情况极少见，有待进一步探讨。

三、瘀血型

案例　张某某，女，46岁，农民。

初诊：1981年12月1日。

18年前及7年前分别因产后、汗后受风引起寒战高热，四肢抽搐，颈项强硬等，经治余症消失，惟颈项强痛久而不愈，遇劳累则甚，转侧即头晕恶心。今年10月又因悲伤过度，急躁劳累，病情加重，10天来颈后部持续酸沉硬痛，午后更甚，低头转项其疼点固定在5~7颈椎间，叩击局部则稍舒，痛甚时酸痛延至两肩、两肘，双手憋胀不能握。舌质淡、尖有瘀点、苔薄白，脉沉滑。

实验室检查：血沉30mm/h。

X线摄片：第3、4、6颈椎下缘，呈现唇样骨质增生影像，以第6颈椎较明显。

证属风寒痹络，气血瘀滞。治以祛风散寒，活血养血。

处方：葛根18g　秦艽12g　威灵仙18g　丹参30g　青风藤21g
姜黄12g　香附9g　当归18g　鸡血藤18g　羌活12g　甘草9g

3剂，水煎服。

二诊（12月4日）：服上药症状无明显变化，根据舌质淡、体胖有齿痕分析，乃脾虚湿胜。加白术健脾燥湿，同时加重活血通络之药量。

处方：当归21g　丹参30g　鸡血藤30g　葛根30g　威灵仙18g
老鹳草30g　秦艽12g　透骨草30g　白术30g　姜黄12g　甘草9g

3剂，水煎服。另用痹证膏1张贴患处。

三诊（12月7日）：诸症稍有减轻。上方加青风藤30g，3剂。

四诊（12月10日）：诸症较前减轻，颈部活动感到舒适。照上方继服3剂。

五诊（12月13日）：自述惟大椎穴处在午后感觉酸痛，夜间、早晨痛不明显，余症基本消失。邪已去大半，因其18年固疾，正必虚弱，故改拟益气养血补肾为主，兼以祛邪。

处方：熟地18g　何首乌15g　葛根18g　当归18g　黄芪30g
桑寄生18g　透骨草18g　威灵仙18g　毛姜18g　羌活12g

5剂，水煎服。另用痹证膏1张贴患处。

六诊（12月18日）：病情进一步好转，但时有头晕、恶心，大椎穴偏右侧有如手掌大小范围的酸、麻、痛感，劳累、低头则有酸沉感，午后为甚。舌、脉同上。改用痹证丸，每次服 80 粒，1 日 3 次，连服 20 天。

七诊（1982 年 1 月 11 日）：颈部酸沉不适减轻。嘱其继服痹证丸 7 天，服法如上。

八诊（1 月 20 日）：颈部酸沉不适已消失，过劳则微有不适，有时仍觉头晕、恶心。舌、脉正常。继服痹证丸 5 天，服法及用量同上。

2 月 12 日来告知，除劳累时颈部稍感不适外，余无所苦。

按：西医学认为此证属"颈椎骨质增生"影响臂丛神经和椎体动脉而致。根据症状仍属中医学"痹证"范畴，因病初为风邪入络，失治或误治后，病程日久，筋骨组织发生退变，故而难愈。临床遇此，需有信心，坚持治疗，方可获效。

第三节　肩部痹证

肩部痹证，古人称"肩凝证"、"漏肩风"。西医学多称"五十肩"、"老年肩"、"冰冻肩"、"肩关节粘连"、"肩关节周围炎"等。临床多见于五十岁以上者，主要表现为肩部凉、酸胀或麻木，遇冷痛增，夜间较剧，肩关节功能受限等。

其病因虽多为风寒湿而致，但实际上它是一种多因素的病变。在人体诸关节中，肩关节的活动范围最大，在日常生活中起着重要的作用，所以一般扭捩损伤机会也较多。临床分急性损伤和慢性劳损。急性损伤不属痹证范畴，但若治疗不及时或治疗不彻底，瘀血不散，或长期劳损，气血不足，筋骨出现损伤性退行性病变，复感外邪（主要是风寒），以致脉络阻滞，气血不和则为肩部痹证。

根据肩部痹证的病因病理特点及症状，自拟肩凝汤，应用于临床，多年观察效果良好。

肩凝汤：羌活 18g　桂枝 15g　生地 21g　透骨草 30g　鸡血藤 30g　当归 18g　丹参 30g　香附 12g

水煎服。

随症加减：外伤瘀血痛甚，加制乳香、制没药各 9g；寒痛甚，加制川草乌各 9g；有热者，加忍冬藤 60g，桑枝 60g；痉挛痛者，加蜈蚣 3 条，白芍 30g；气虚者，加黄芪 30g。

同时结合爬墙锻炼，效果更好。爬墙锻炼，主要是对肩关节外伤及肩关节周围炎上肢不能抬举的患者，进行功能锻炼的一种简便运动方法。其对疾病早日恢复健康很有帮助。临床经常指导病人运用。具体方法如下。

预备姿势：面对墙壁，两腿直立，微微分开，脊柱与地面垂直，勿侧弯，肘关节屈曲，双手五指分开，扶在墙壁上。

动作：双手或单手（患肢）利用指力缓缓向上爬，使上肢尽量高举，增加肩关节的活动范围，然后再缓缓收回。如此每日锻炼 3 ~ 5 次，每次连爬数遭，持续数周。

本节共录病案 26 例，其中风寒湿型 13 例，风湿热型 5 例，瘀血型 8 例。

一、风寒湿型

案例 1　刘某某，女，53 岁，家庭妇女。

初诊：1979 年 3 月 9 日。

左肩关节疼痛，功能受限 1 年。去年 2 月因抱孩子不慎扭伤左肩部，当即肩部疼痛。此后，时轻时重。近 2 个月疼痛加重，夜间尤甚，左肩部怕凉，功能受限，解系腰带极度困难，上厕亦需人照顾，痛苦异常。舌质淡、苔白，脉弦。

检查：三角肌和冈上肌及喙突部均有明显压痛。

证属风寒湿痹兼气虚血瘀。治以祛邪活血，益气通痹。

处方：丹参 30g　桂枝 15g　羌活 15g　威灵仙 12g　鸡血藤 18g　透骨草 18g　当归 15g　制川乌 9g　制草乌 9g　香附 18g　木瓜 15g　黄芪 30g　甘草 9g　白酒 250ml

3 剂。

煎法：先将诸药放入砂器内，用白酒浸泡 6 ~ 8 小时，然后加水适量，水煎顿服。

二诊：（3 月 13 日）：服上药 3 剂后症状有减。嘱其上方继服，共服12剂。

2个月后随访，痊愈。

按：原有扭伤史，长期未愈，延至严冬，复受风寒侵袭。"寒主收引"，寒则凝，故关节功能极度受限，疼痛固定且剧痛怕凉。药用温经散寒为主，兼活血通络，更配黄芪益气，祛邪之力更雄。《本草疏证》云："黄芪一源三派，浚三焦之根，利营卫之气，故凡营卫间阻滞，无不尽通……。"根据西医学研究，其能使全身末梢血管扩张，皮肤血液循环畅盛。为治痹益气首选之品。

酒通血脉，御寒，行药势，治风寒湿痹，筋骨挛急。酒浸药后加水再煎，经煎后酒已挥发，药力则倍增。这可能是某些有效药用成分易溶于有机溶剂醇中，易被煎出之故；另一方面是否与药物经过酒浸作用而发生了某些化学变化有关，有待进一步探讨。凡遇风寒痹痛，多用此法，效果可靠。

案例2 李某某，男，45岁，工人。

初诊：1981年7月1日。

左肩关节持续沉胀凉痛，遇寒加重2个月余，近日左肩臂功能活动受限，不能后伸，外展约70度。舌质暗淡、苔薄白，脉弦紧。

证属寒凝络痹，气血留滞。治以温经散寒，活血通脉。

处方：当归30g　丹参30g　透骨草30g　羌活18g　桂枝15g　制川乌9g　制草乌9g　生地30g　香附30g

3剂，水煎服。

二诊：（7月7日）：服上方7剂，疼痛减轻，肩关节活动范围扩大。依上方继服3剂。

三诊（7月10日）：肩关节活动达正常范围，但仍有酸痛感。照上方加黄芪30g，继服5剂。

1个月后随访，症状消失。

按：局部冷痛不移，遇寒加重，属风寒湿痹（寒偏盛型）。故用制川乌、制草乌、桂枝、羌活、透骨草以散寒祛风湿；当归、丹参活血祛瘀；生地与羌活、川乌与草乌同用，既通络除风又养血通脉而定痛；香附理气解郁。共起温经散寒、活血通络之功。

案例3 徐某某,男,54岁,农民。

初诊:1981年4月1日。

10年前左肩部有撞伤史,3年前左肩受凉出现疼痛,经治疗症状消失。近3个月因劳动中汗出当风,左肩疼痛复发,较上次为甚,呈持续性胀痛,局部不肿,皮色不变。三角肌部有压痛,不能左侧卧位,压则痛剧;左冈上肌部凉痛,内似有水;有时左锁骨也痛,左肩部似"落枕"样感觉。左手拇指麻木,但持物仍有力。舌质淡、苔薄白,脉弦。

证属风寒侵袭,血脉运行不畅。治以祛风散寒,活血通络。

处方:当归30g 丹参30g 鸡血藤30g 制川乌6g 制草乌6g 羌活30g 生地30g 桂枝12g 透骨草30g 木瓜15g 香附18g 蜈蚣3条 乌梢蛇12g

3剂,水煎服。

二诊(4月6日):服上药3剂,除左侧卧位感三角肌疼痛和左拇指麻木外,余症均已消失。上方加黄芪30g,继投3剂。

三诊(4月9日):上述症状基本消失。改服痹证丸,每次服80粒,1日3次,连服10天。

1年后随访,未再复发。

按:本证属风寒阻滞经络,气血循行不畅。肩部凉,内似有水,为阴寒内盛。拇指麻木,为病久局部痰阻。非一般祛风散寒之药所能奏效,故用蜈蚣、乌梢蛇以透骨,搜风痰。临症用之,每多获效。

案例4 刘某某,女,64岁,农民。

初诊:1981年4月10日。

左肩关节无明显原因持续性沉困酸痛,逐渐加重已3个月。局部怕凉,得暖痛减,活动时痛增,入夜尤甚。舌质淡、苔薄白,脉弦。

证属风寒湿痹。治以温经散寒,祛风除湿,活血通络。

处方:当归21g 丹参24g 鸡血藤30g 桂枝18g 羌活18g 透骨草30g 黄芪30g 生地18g 香附18g

3 剂，水煎服。外用痹证膏 1 张贴患处。

二诊：（4 月 13 日）：服上药 3 剂后，疼痛基本消失，肩关节活动较前灵活，但仍感酸沉。上方加萆薢 30g，继服 3 剂。

三诊（4 月 18 日）：以上症状消失。改服痹证丸，每次服 80 粒，1 日 3 次，连服 10 天，巩固疗效。

按：桂枝温经通脉，善治肩背肢体酸痛，《药品化义》云："专行上部肩臂，能领药至痛处，以除肢节间痰凝血滞。"其配诸祛风、除湿、活血之药，行窜走上，温通之性更强。因年老体弱故加黄芪。二诊后仍酸、沉，证明有湿，故加萆薢 30g，除湿蠲痹，使酸、沉得解，诸症悉除。

案例 5 王某某，女，48 岁，农民。

初诊：1981 年 6 月 2 日。

近 10 天来两肩髃穴部持续疼痛，局部无红肿，触压则痛甚，有时疼痛放射至两肘部。两上肢抬举受限。舌质淡红、苔薄白，脉弦细。

证属风寒痹脉，气血瘀滞。治以祛风通络，活血养血。

处方：当归 30g　丹参 30g　羌活 18g　桂枝 15g　透骨草 30g
生地 30g　威灵仙 18g　秦艽 15g　制乳香 9g　制没药 9g

3 剂，水煎服。外用痹证膏 2 张贴患处。

二诊（6 月 9 日）：上药服 3 剂，肩部疼痛减轻，抬举较前灵活，活动范围增大。效方继进 3 剂。

三诊：（6 月 15 日）：服上药后，除在剧烈活动时两肩及肘部稍有疼痛外，余无不适。两肩功能活动已恢复，舌、脉正常。上方加黄芪 30g，再进 3 剂。

半年后随访，未复发。

按：本案病程短，拟以祛邪为主，羌活、桂枝、透骨草、秦艽、威灵仙、乳香、没药通痹止痛。而患者素体较弱，予当归、丹参养血柔筋，以调整机体，巩固疗效，防止复发。加黄芪补气，行血御邪，正气强盛，邪不易再侵。

案例6　窦某某，女，65岁，农民。

初诊：1981年12月20日。

3个月前无明显原因出现右肩部间断性酸痛，其疼痛从肩部沿手太阴肺经的循行路线放射至腕部，局部怕凉，昼轻暮重，经治无效。近日逐渐加重，并伴纳差，口淡无味。

检查：右上肢后伸0度，前举80度，外展70度，内旋0度。舌、脉无明显异常。

证属外邪侵袭（寒湿偏胜），气血郁滞。治以散寒祛风除湿，活血通络。

处方：当归30g　丹参30g　羌活18g　桂枝15g　透骨草30g
生地12g　姜黄12g　香附24g

水煎服。

二诊（1982年1月14日）：自述服上药病情逐渐好转。共服12剂，症状基本消失。舌、脉正常。右上肢已能后伸15度，前举90度，外展90度，内旋80度，外旋15度。效不更方，继服5剂。

1个月后告知，完全复康。

按：证属风寒湿伤及手太阴经络，故用桂枝、羌活、姜黄、透骨草辛温散寒；当归、丹参活血；香附理气止痛；生地通血脉兼抑制辛温之燥。诸药配合，祛邪活血通络之力专也，故而奏效。

案例7　王某某，男，47岁，工人。

初诊：1981年6月11日。

右肩周围持续疼痛，功能活动受限6个月。起初疼痛较轻，继而时轻时重。近日复受风寒，使疼痛加剧，右肩髃穴处疼痛较甚，且有压痛。

检查：右肩关节活动受限，外展60度，前举60度，后伸30度，不能外旋。舌质淡红、苔白少津，脉稍弦。

证属风寒滞脉，气血运行不畅。治以祛风散寒，活血养血，通络。

处方：当归30g　丹参30g　桂枝15g　羌活18g　透骨草30g

生地 30g

水煎服。

二诊（6 月 15 日）：服药 3 剂，疼痛有减，肩关节活动范围有增，上臂能外展 90 度，前举 90 度，后伸 30 度，已稍能外旋。上方加制乳香、制没药各 9g，鸡血藤 30g。3 剂，水煎服。

三诊（6 月 19 日）：服上药后诸症明显减轻。因制乳没投服后引起恶心，食欲不振，故令除之，再服 3 剂。

四诊（6 月 24 日）：肩关节功能已恢复正常，惟活动肩关节时略有痛感。上方加黄芪 30g，继服 3 剂。

五诊（7 月 8 日）：除早晨起床时，右肩关节稍有不适外，余皆正常。嘱按上方继服 3 剂，巩固疗效。

按：由劳伤复受风寒之邪，治宜祛风散寒为主，但必须佐以活血。以肩凝汤治疗肩关节周围炎数百例，每获良效，痛剧时加制乳没、蜈蚣，收效更佳。

案例 8 靳某某，女，53 岁，农民。

初诊：1980 年 6 月 3 日。

右肩关节酸痛半年。抬肩困难，肩髃穴处有明显压痛，活动时则向背部放射。舌质淡、苔白，脉迟无力。

证属风寒湿痹。治以祛风湿散寒，舒筋通络。

处方：当归 18g　丹参 30g　鸡血藤 21g　黄芪 30g　桂枝 15g　羌活 18g　威灵仙 12g　透骨草 30g　木瓜 18g　甘草 9g

水煎服。

二诊（7 月 11 日）：上方共服 14 剂，疼痛消失，嘱其结合爬墙锻炼，促使功能活动恢复。改服化瘀通痹丸，每次服 80 粒，1 日 3 次，连服 10 天，巩固疗效。

按：本证用大队辛燥药中无生地制约诸燥而未出现副作用，这主要是由于脉迟，病属虚寒，故不用此药。因此临床不可死求一药一方，当需辨证活用。爬墙锻炼，对肩关节周围炎的功能恢复很重要。

案例9　张某某，男，53岁，工人。

初诊：1982年3月6日。

2个月来左肩髃穴处持续酸沉隐痛，局部压痛明显。左侧卧位症状加重。

检查：左上臂外展80度，前举60度，后伸20度，内旋80度，外旋15度。舌苔滑润，脉弦细。

证属风湿挟瘀，脉络不通。治以活血通络，祛风除湿。

处方：当归30g　丹参30g　羌活18g　桂枝15g　透骨草30g　生地30g　土茯苓30g　鸡血藤30g　香附30g

水煎服。外用痹证膏1张贴患处。

二诊（3月16日）：上方连服9剂，症状减轻，其疼痛转为间歇性发作。肱骨大结节部压痛消失，已可左侧卧位入眠。上方加黄芪30g，继服5剂，并嘱其坚持爬墙锻炼。

三诊（3月26日）：上药连服5剂，加之爬墙锻炼，现自觉症状消失。左肩关节活动范围亦大有改善，前举已达120度。改服痹证丸，每次服50粒，1日3次，连服10天，继续加强功能锻炼。

按：酸沉隐痛，苔滑润，为湿偏胜，以肩凝汤加土茯苓增强除湿、利关节之药力，故获良效。

案例10　孙某某，男，40岁，干部。

初诊：1982年3月16日。

因肩部外伤致局部持续麻木疼痛4年不解，每年冬春之季或因劳累、阴雨潮湿之际症状加剧。近2个月疼痛日益加重，有时自肩部沿手阳明大肠经向指尖放射，如触电样麻木不适。肩关节活动受限，局部怕凉，冈上肌处有压痛。舌质淡、苔薄白，脉细弱。

证属气血不足，风寒内侵，脉络滞涩（风偏胜）。治以益气养血，祛风通络。

处方：当归30g　丹参30g　羌活18g　桂枝15g　透骨草30g　生地30g　威灵仙12g　鸡血藤30g　黄芪30g　香附18g　桑寄生30g

水煎服。

4 月 11 日来述，上方共服 20 剂，肩关节疼痛凉麻感消失，功能基本恢复正常。嘱其爬墙锻炼。

按：本案以"麻木疼痛"为主。古人认为"麻属气虚，木属血亏，土强则能胜湿，气旺自无顽麻"。本例遵循古训，选黄芪、当归、生地、丹参以益气养血为主，余药祛风湿通经络为辅，故收良效。

案例 11　李某某，女，38 岁，营业员。

初诊：1981 年 11 月 16 日。

2 个月前因拉架子车汗出受凉，逐渐出现右肩部疼痛，持续不解，其上臂向后伸时，肩关节部疼痛剧烈，右手、前臂不能内旋，旋则尺骨小头处亦疼痛。舌质淡红、苔薄白，脉弦。

证属风寒内侵，气血运行不畅。治以祛风散寒，活血通络。

处方：当归 21g　丹参 21g　鸡血藤 30g　透骨草 30g　威灵仙 12g　桂枝 15g　羌活 18g　生地 18g　木瓜 18g　香附 15g　甘草 3g

3 剂，水煎服。

二诊（11 月 19 日）：服药后右上臂后伸时，肩关节痛感较前减轻，腕关节疼痛如前。舌、脉正常。上方加桑枝 60g，本品祛风通络，尤宜于上肢痹痛，故重用之。

三诊（11 月 25 日）：按上方继服 3 剂，其肩关节好转疼痛减轻。守方继服 6 剂。

四诊（12 月 7 日）：疼痛大减，右肩关节活动已恢复正常，右腕关节稍有疼痛，肩至腕部仍有酸感。改服通痹丸，每次服 50 粒，1 日 3 次，连服 10 天。

1 个月后来述，病已痊愈。

按：治痹证，吾多用汤剂，速除病痛，后用丸药善后，巩固疗效。根据李东垣言："汤者荡也，去大病用之，丸者缓也，不能速去也，其用药之舒缓，而治之意"。因汤剂吸收快，作用速，加减灵活，患者服药见效，乐意接受。一旦主要病痛已除，再进汤剂，必有厌恶之意。丸剂效缓而持久，效果也佳，用之方便，易于长期服用。

案例 12　袁某某，男，65 岁，干部。

初诊：1981 年 11 月 13 日。

双肩关节持续疼痛 2 个月余。2 个月前出汗受风寒，两肩关节疼痛，遇凉加重，功能受限，不能上抬，至今未愈。近 3 天上述症状加重，夜间更甚。舌苔薄白，脉弦。

证属寒凝脉痹，气血运行不畅。治以温经散寒，活血止痛。

处方：制川乌　制草乌各 9g　羌活 18g　桂枝 18g　生地 30g　香附 18g　川芎 9g　甘草 9g

5 剂，水煎服。

二诊（11 月 19 日）：两肩关节疼痛明显减轻，畏凉亦减。舌质偏红、苔薄黄，脉弦。根据舌、脉之象，有化热之趋势，故上方加忍冬藤 60g，桑枝 60g，继进 5 剂。

三诊（11 月 28 日）：症状基本消失，惟双肩关节处有沉感。改服痹证丸，每次服 80 粒，1 日 3 次，连服 10 天。巩固疗效。

按：*证属寒痹，故方中以制川乌、制草乌、羌活、桂枝之品，散寒通络为主，余药活血祛风。二诊后，从舌质上看，虽有化热之迹象，但原方并未去温热之药，只加了忍冬藤、桑枝，使其既制约上方燥热之性，又通经活络，使药力大增，收效更速。此说明痹证病程较长者，治疗当寒热并用，若单一派苦寒或温热之药，往往引起其他不适，疗效不佳。*

案例 13　陈某某，女，67 岁，农民。

初诊：1982 年 2 月 17 日。

右肩至肘部持续隐痛，逐日加重 2 个月余。其疼痛白天兼麻木，夜晚伴憋胀感，痛苦异常，难以入眠。舌正常，脉弦涩。

证属风寒湿痹。治以祛邪活血通络。

处方：当归 30g　鸡血藤 30g　羌活 18g　丹参 30g　桂枝 15g　香附 18g　生地 30g　透骨草 30g　淫羊藿 15g　桑枝 60g

水煎服。

二诊（3 月 7 日）：依上方服 18 剂，上述症状基本消失。改服痹证丸，每次服80粒，1日3次，连服半月，巩固疗效。

按：夜属阴，阴胜阳弱。夜多静，静则阳气不生。血赖阳气以行。夜间阳气虚弱，血液运行迟缓，故夜间痛甚。用桂枝、羌活温热通阳之药。更有淫羊藿、桑枝祛风除湿，善治上肢风湿痹痛，四肢麻木。故收良效。

二、风湿热型

案例1　丁某某，女，60岁，农民。

初诊：1981年11月13日。

由于劳累过度引起右肩持续性沉痛半年余。目前右肩沉痛，入夜尤甚，夜不能寐。肩关节功能受限。既往有咳嗽病史数年。舌质红、苔厚腻，脉数。

证属内蕴湿热，兼感外邪。治以祛邪清热，活血通络。

处方：丹参30g　白芍30g　忍冬藤90g　秦艽12g　桑枝60g　草薢21g　羌活12g　桂枝9g　地龙18g　香附18g　老鹳草30g　蜈蚣3条

3剂，水煎服。

二诊（11月18日）：上药服3剂后，右上臂疼痛减轻，夜虽疼痛，但能忍受，可入睡。舌、脉同上。依上方继进3剂。

三诊（11月27日）：沉痛大减，上肢较前有力。上药略作加减继服。

四诊（12月9日）：按上方又服9剂，右肩疼痛完全消失。患者自述，每次服药后均感局部疼痛有增，但约10分钟后自行缓解。这是药力起效，正邪相争所致。

按：素患咳喘，内蕴湿热，故舌苔厚腻，脉数。复感外邪，局部经络被邪所阻而致痹痛。以羌活、桂枝祛邪；忍冬藤、老鹳草、秦艽、桑枝、草薢清热通络；蜈蚣、地龙通搜经络伏痰；丹参、香附活血理气。此寒、热兼施，各对其症，故而收到良好疗效。

案例2　段某某，女，29岁，农民。

初诊：1980 年 5 月 9 日。

右肩疼痛连及右上肢 5 个月余。去年冬季因劳累致右肩持续疼痛，痛甚时波及右腕。入夜尤甚，遇天气变化加重。经治疗效果欠佳。近日疼痛难忍，伴烧灼感，右前臂麻木沉胀。舌苔薄黄、质偏红，脉弦稍数。

实验室检查：血沉 36mm/h。白细胞计数 14×10^9/L，嗜中性粒细胞 0.7，淋巴细胞 0.3。

证属风热侵袭，气血运行不畅。治以祛风清热，活血养血，通络止痛。

处方：当归 30g　丹参 30g　鸡血藤 30g　白芍 21g　生地 30g　牡丹皮 21g　秦艽 15g　忍冬藤 60g　蒲公英 30g　羌活 18g　甘草 9g　3 剂，水煎服。

二诊（5 月 15 日）：诸症明显减轻。复查：血沉 34mm/h。白细胞计数 8.8×10^9/L，嗜中性粒细胞 0.7，淋巴细胞 0.3。上方继服 3 剂。

三诊（5 月 19 日）：疼痛大减。舌正常，脉弱。上方去蒲公英、牡丹皮，加透骨草 30g，桑枝 60g，黄芪 30g，继进 5 剂。

四诊（5 月 27 日）：症状基本消失。血沉 20mm/h。效不更方，继服 3 剂，巩固疗效。

按：疼痛剧烈，可因寒盛、血瘀或热盛所致。治疗时须进行分析、辨证施治，万不能认为痛甚者皆寒而妄用辛温，若属热者而用之，则如抱薪救火。三诊时，脉已转弱，故去蒲公英、牡丹皮，加黄芪、透骨草、桑枝助正祛邪，收效更速。

案例3 段某某，女，80 岁，农民。

初诊：1981 年 4 月 20 日。

右肩部持续游走性疼痛 3 个月余。3 个月前，因气候寒冷，不慎受凉，引起肩部游走性疼痛，逐月加重，渐及上臂、肘及腕关节，且局部有压痛。曾口服消炎药、泼尼松等，效果欠佳。近日痛甚，肩关节功能受限，右手掌指关节有胀感，皮色不变。舌质红、苔薄黄，脉弦稍数。

证属风寒侵袭，久而化热，脉络不通。治以活血祛风，清热通络。

处方：当归21g　丹参30g　透骨草30g　羌活15g　桑枝30g　忍冬藤90g　香附21g　生地30g

6剂，水煎服。

二诊（5月1日）：服上药6剂，走窜痛与局部压痛消失，肩部仍有痛感，生活已能自理。舌质淡红，脉正常。效不更方，继服6剂。

三诊（5月20日）：自述肩臂疼痛消失，病已痊愈。

按：正气的盛衰和年龄老幼有关，但并非绝对。如本例患者年已八旬，而其正气尚可受药，故以散邪为主，12剂而愈。

案例4　娄某某，男，55岁，工人。

初诊：1981年4月12日。

左肩关节烧灼样肿痛4个月。阴天和夜间尤甚，疼痛以肱骨大结节部及肱二头肌短头腱附着处为中心，且由肩至肘沿一条线疼痛，左上臂功能受限。舌质稍红、苔薄白，脉弦。

证属外邪侵袭，脉络失养。治以祛风活血通络，佐以清热。

处方：当归30g　丹参30g　忍冬藤60g　透骨草30g　生地30g　羌活18g　桂枝15g　香附30g　秦艽12g　甘草9g

3剂，水煎服。

二诊（4月16日）：服上方后，疼痛大减，惟活动时稍有痛感，肩关节活动范围扩大。效不更方，继服。

三诊（4月19日）：继服上药3剂，惟左肩稍有沉痛感外，余症皆除，能参加日常工作。舌质红、苔薄黄。上方去桂枝、羌活，加桑枝60g，忍冬藤加至90g，再服3剂。

2个月后来述，症状全消，未复发。

按：此症初期虽有热象，但热势不甚，当以祛邪通络为主。温则散、则行，故桂枝、羌活不可少，其辛燥之性有生地制之。主病去后，再调桑枝、忍冬藤清热。热清、血活、络通而病愈。

案例5　申某某，男，52岁，农民。

初诊：1979年3月9日。

左肩及上臂持续性疼痛，且放射至前臂及拇、食、中三指，伴麻木感3个月。舌苔薄黄，脉弦紧。

实验室检查：白细胞计数 $14 \times 10^9/L$，嗜中性粒细胞0.79，淋巴细胞0.21。

证属正虚邪侵（风偏胜），气血留滞。治以祛风活血通络，佐以清热养血。

处方：当归18g　丹参30g　鸡血藤30g　桂枝12g　威灵仙12g　羌活18g　秦艽18g　生地15g　忍冬藤60g　桑枝60g　薏苡仁30g　黄芪30g　香附30g

3剂，水煎服。

二诊（3月13日）：服上药3剂后，疼痛基本消失，但手指仍有麻木感。守方继服。

三诊（3月29日）：照上方共服12剂，症状消失。查血常规在正常范围内。

按：此为风邪偏胜，故用活血祛风通络之品，而收良效。症有麻木，谚曰"痛轻麻重木难医"，而本案疗效较佳。据吾所见，只要谨守病机，辨证治疗，大多效果理想。

三、瘀血型

案例1　姬某某，女，34岁，工人。

初诊：1981年11月12日。

2个月前因外伤致左肩关节脱位，复位后疼痛不减，多方治疗效果不佳。目前左肩关节憋胀疼痛，入夜尤甚，左手麻木怕凉，肩关节活动受限，不能前举、后伸和外展。整个左上肢均有酸胀感，三角肌前缘、肱骨小结节处有压痛。舌正常，脉沉细。

X线摄片：未见异常改变。

证属损伤后遗症，复受寒邪为患。治以活血化瘀，祛风散寒。

处方：当归30g　丹参30g　鸡血藤30g　制乳香9g　制没药9g　桂枝15g　羌活18g　透骨草30g　老鹳草30g　生地30g　土茯苓30g

木瓜 18g　桑枝 60g

3剂，水煎服。

二诊（11月22日）：服药后左上肢疼痛稍减，时有自汗。舌正常，脉沉细数。上方加白芍 24g，继服9剂。

三诊（12月7日）：肩关节活动范围较前扩大。疼痛胀麻均基本消失。舌正常，脉沉细。改服化瘀通痹丸，每次服50粒，1日3次，连服20天，以巩固疗效。

按：因肩关节脱位局部脉络损伤，必伴瘀血，肩部气血不得温煦，抗御外邪能力低下，风寒侵袭而成痹证。因内有损伤瘀血，加之外邪阻滞，故久病难治。方中以活血化瘀为主，收效方捷。

案例2　时某某，女，16岁，学生。

初诊：1981年5月5日。

4年前右上臂摔伤，经治疗肿痛虽消失，但以后每遇劳累或受凉则疼痛复作。近几天又由于劳累而致右肩及上肢持续疼痛，较前剧烈，并由肩向手指放射，上臂微肿，活动受限，被动活动尚可，局部明显压痛，不能右侧卧位。舌无明显变化，脉弦涩。

证属瘀血阻滞，招邪阻络。治以活血止痛，祛风通络。

处方：当归 30g　丹参 30g　透骨草 30g　羌活 18g　桂枝 15g
生地 30g　威灵仙 18g　鸡血藤 18g　制乳香　制没药各 9g　香附 18g
水煎服。

二诊（5月15日）：上方服9剂，肿痛减轻。去乳香、没药，加黄芪 18g，继服。

三诊（5月25日）：依方又服10剂，诸症消失。改服化瘀通痹丸，每次服50粒，1日3次，连服10天。

按：制乳没为活血止痛佳品，瘀血痛甚者，每用奏效，但其恶味浓烈，量重易引起呕吐，每使病人厌药而拒不受用。故胃虚者勿用，若用也不可久服。

案例3　王某某，女，53岁，农民。

初诊：1981年9月20日。

右上肢阵发性剧痛 10 余天。2 个月前不慎跌倒造成右桡骨远端骨折，经治疗骨折已愈，对位对线良好，症状基本消失。近 10 天因气候寒冷，整个右上肢又出现酸胀沉痛，且阵发性加剧，痛甚时汗出，哭叫难忍。

检查：右上肢外展 60 度，内收 30 度，前举 90 度，后伸 10 度，外旋 0 度，内旋 60 度。手指肿胀，握力差。舌苔白腻，脉弦紧。

证属气血瘀滞，复感风寒。治以活血通络，散寒祛风。

处方：当归 24g　草薢 30g　丹参 30g　桂枝 21g　羌活 18g　威灵仙 12g　鸡血藤 30g　蜈蚣 3 条　透骨草 30g　制乳香 9g　制没药 9g　木瓜 18g　香附 18g　甘草 9g

水煎服。

二诊（9 月 30 日）：上药服 5 剂，疼痛有减，肩关节活动范围较前扩大，余症同前。上方加黄芪 30g，继服 5 剂。

三诊（10 月 9 日）：疼痛大减，若上肢不活动时无明显不适。肩关节功能活动较前好转，惟有用力握拳时，右上肢仍觉疼痛。

处方：当归 18g　丹参 30g　鸡血藤 30g　桂枝 15g　透骨草 30g　黄芪 30g　木瓜 21g　老鹳草 21g　制乳没各 9g　香附 18g

水煎服。

四诊（10 月 20 日）：依上方服 5 剂，症状基本消失，能胜任一般家务劳动。嘱其加强上肢功能锻炼，改服化瘀通痹丸，每次服 50 粒，1 日 3 次，连服 10 天，巩固疗效。

按： 外伤后，加上局部长期固定，引起气血瘀滞，又由于缺乏功能锻炼，局部气血循行更差，抗御外邪能力低下，解其局部固定之夹板后，复受风寒侵袭。其病情较单纯受外邪为重。治法除用祛风散寒通络之药外，必重用活血祛瘀之品。

案例 4　刘某某，男，47 岁，干部。

初诊：1981 年 12 月 4 日。

于 2 个月前右肩部被木棍砸伤，随即肿胀疼痛，活动受限。经治疗肿胀基本消失，但右上肢向后背伸时肩关节处微痛。近日气候转冷，疼痛加重，肩关节活动受限，局部皮色紫暗。舌、脉无异常变化。

证属血瘀邪侵。治以活血化瘀，祛风散寒。

处方：当归 24g　丹参 30g　鸡血藤 30g　姜黄 12g　桂枝 15g　透骨草 30g　羌活 18g　土茯苓 30g

9 剂，水煎服。外用痹证膏 1 张贴患处。

二诊（12 月 12 日）：上方服后，症状基本消失，惟上臂向后背伸活动时肩部稍有不适感。改用化瘀通痹丸，每次服 60 粒，1 日 3 次，连服 10 天，巩固疗效。

按： 本证属外伤型痹证。局部因受损伤而导致气血循行不畅，抗御外邪能力低下，风寒侵袭，经脉挛缩而痛。活动时筋脉受牵，故痛甚。治以活血化瘀散寒，兼祛风湿。瘀消寒散，疼痛自然消失。

案例 5　李某某，女，47 岁，农民。

初诊：1979 年 3 月 2 日。

左肩关节持续疼痛半年余。去年秋季从架子车上摔下致左肩部受伤，当即觉疼痛，后逐渐加重，每遇气候变化而痛剧，按摩则痛减。近日夜间左肩髃穴处疼痛剧烈，肩关节功能受限。舌质、苔正常，脉弦。

证属瘀血内留，招邪致痹。治以活血化瘀，散寒祛风，舒筋活络。

处方：当归 30g　丹参 30g　鸡血藤 30g　生地 15g　羌活 15g　桂枝 15g　威灵仙 15g　透骨草 30g　制乳香 9g　制没药 9g　青风藤 18g　黄芪 30g　香附 18g　甘草 6g

水煎服。

4 月 9 日来告知，上方共服 9 剂，疼痛消失，肩关节功能已恢复正常。在服药期间，每服过药后有头晕感。

按： 外伤后肿痛是因局部筋脉损伤，气血阻滞而致。痛与气候有关，是因外邪侵袭。本证气滞血瘀与外邪交织，痹阻脉络，故局部痛增。夜间痛剧，经按摩痛减，从而说明阳气不足。按摩，"动则生阳"，阳可助血行，血脉稍通则痛减。方药以桂枝行上肢，辛温散寒，助阳化气，得黄芪效更速，携诸活血祛风通经络之药，直达病所。血行邪去，痹痛自愈。服药后头晕，为药性辛燥，升腾过甚，上越清窍而致。

案例6 毛某某，女，56岁，农民。

初诊：1981年4月8日。

左肩部疼痛酸胀3个月余。3个月前因端盆泼水扭伤左肩部，当即局部出现剧痛，继而微肿，肩关节活动逐渐受限。现肩部至肘关节游走性刺痛，且酸胀，局部仍肿。舌正常，脉弦。

证属瘀血内滞，招风致痹。治以活血化瘀，祛风通络。

处方：当归30g　丹参30g　鸡血藤30g　透骨草30g　羌活18g
桂枝15g　木瓜18g　香附18g　甘草9g

3剂，水煎服。

二诊（4月12日）：照上方服3剂，疼痛消失，但仍有酸胀感。守方继服3剂。

三诊（4月16日）：除上臂微觉酸感、乏力外，余无不适。上方加黄芪30g，继服3剂。

按：此案初痛为扭伤筋脉，气血瘀滞。治当活血化瘀，但后渐呈游走性疼痛，证明复感风邪，故在活血通络的同时加祛风之药而得效。

案例7 李某某，男，33岁，工人。

初诊：1981年12月17日。

4个月前右肩部扭伤，此后局部经常凉痛，时轻时重，遇寒则甚。

检查：喙突部有压痛，上臂不能抬举，内收不利。舌质淡暗，脉弦细。

X线摄片：未发现异常。

证属瘀血留滞，外邪入络。治以活血养血，散寒祛风。

处方：当归30g　丹参30g　鸡血藤30g　透骨草30g　青风藤30g　儿茶12g　桂枝15g　羌活18g　姜黄12g　生地30g

5剂，水煎服。

二诊（12月23日）：服上药5剂，诸症无明显变化。上方加黄芪30g继服。

三诊：（12月31日）：服药5剂，右肩部疼痛逐渐消失，上臂抬举、内收功能已恢复正常。上方继服3剂，巩固疗效。

按：本案投药5剂，未见好转，又加黄芪益气补虚，祛邪扶正而收效。由此可知，此为气虚不能鼓动血行之故也。同时也说明用药如用兵，一味用当，可见奇效，兵不在多，而在用之得当。

案例8 王某某，男，47岁，农民。

初诊：1981年6月11日。

右肩部持续疼痛5个月。病因不明，初起疼痛轻，功能活动尚可，后时轻时重。曾用局部封闭、贴膏药等疗法，症状未见明显减轻。近日疼痛加重，右肩关节活动受限，外展60度，后伸30度，前举60度，且不能作外旋动作。局部压痛明显。舌质暗淡、苔白稍厚，脉弦涩。

证属瘀血痹阻。治以活血，祛风散寒，通络。

处方：鸡血藤30g　丹参30g　透骨草30g　桂枝15g　羌活18g　萆薢30g　生地30g　香附21g

3剂，水煎服。

二诊（6月15日）：上方服3剂，疼痛稍减，外展及前举各达110度，后伸30度，可稍向外旋。依上方加制乳没各9g，水煎服。

三诊（6月19日）：上药服3剂后，症状大减。上方去乳香、没药，继服3剂。

四诊（6月24日）：服药后疼痛已消失，功能恢复正常。上方加黄芪30g，继服3剂，巩固疗效。

半年后随访，未发作。

按：证属风寒湿痹。痹久必瘀，故用丹参、乳香、没药、鸡血藤活血化瘀，引药直达病所，以祛风除湿，温经通络；生地滋阴，制羌活、桂枝之燥，香附理气而解郁。总之活血温经，祛风除湿，痛止而痹除。

第四节　腰部痹证

腰部痹证，习惯称"腰痛"。指腰部一侧或两侧疼痛、重着等症而言。

腰支持着人体的上半部，它在身体各部运动时，起着枢纽作用。《素问·脉要精微论篇》说："腰者，肾之府"，肾少实证，足太阳膀胱经挟脊抵腰，太阳经主一身之表。所以腰部痹证的病因主要是肾气不足，外邪侵袭（重点为寒湿）或扭、闪、损伤（瘀血）。病理上仍为经络阻滞，气血不和，筋脉失养。

西医学的纤维组织炎、腰肌劳损、风湿性脊椎炎、增生性脊椎炎等，均按此论治。

临床应首辨虚实。实证以寒湿挟瘀多见。虚证常见肾阳虚。在长期治疗实践中，自拟腰痹汤，临床加减治疗腰部痹证，每多获效。

腰痹汤：当归18g　鸡血藤30g　透骨草24g　老鹳草24g　独活18g　桑寄生30g　川断18g　香附15g

水煎服。

加减：寒邪偏胜者，加制川乌、草乌；湿邪偏胜者，加萆薢、白术；热邪胜者，去独活、川断，加败酱草、忍冬藤、知母；瘀血痛剧者，加制乳香、没药、延胡索；肾阳虚者，加淫羊藿、附子；肾阴虚者，加熟地、山茱萸等。

本节共选病案22例，其中风寒湿型11例，风湿热型3例，瘀血型5例，并附背部痹证2例。

一、风寒湿型

案例1　刘某某，男，35岁，炊事员。

初诊：1981年12月8日。

1年来，腰骶关节持续酸沉胀痛，遇劳累和寒冷加重，重则不能转侧。早晨腰部强硬，稍活动则痛减，午后疼痛较轻。舌质淡、苔薄白，脉弦。

X线摄片：腰椎骶化。

证属肾虚邪侵，脉络不通。治以祛风除湿，兼活血补肾。

处方：丹参60g　白术60g　桑寄生30g　杜仲21g　老鹳草30g　透骨草30g　独活30g　千年健18g　钻地风18g　草薢30g　香附18g　3剂，水煎服。

二诊（12月12日）：服药后腰酸痛减轻。照方再服3剂。

三诊（12月16日）：症状基本消失，惟劳累过度稍感腰酸。改服痹证丸，每次服60粒，1日3次，连服10天。

按： 此为肾气不足，兼有风寒湿阻滞而得。肾虚腰部经脉失于精血濡养，腠理不密，招之外邪，阻滞经脉，故过度劳累和受凉加重。人体赖阳气鼓动，活动阳气则生，气血流通，故稍活动及白天痛减。用桑寄生、杜仲补肾，治腰酸痛；丹参活血治腰脊强痛；白术利腰脐间血，健脾除湿。余药通经活络，祛风除湿止痛。肾气强盛，风寒湿祛，诸症自解。

此案持续酸沉，属湿偏胜。白术甘温无毒，故可重用。

《神农本草经》云：“白术，主风寒湿痹……。”湿为脾所主，湿邪为患，属脾气不治。“筋骨皮毛，均非住湿之所，惟肌肉间可住湿。脾主肌肉。”知此，凡痹证湿胜者，皆宜白术主之。久经运用，多获良效。

案例2 冷某某，男，18岁，学生。

初诊：1981年12月22日。

1个月前上体育课时，由于姿势不当，突然感到腰部酸痛。此后疼痛持续不解，弯腰或负重时痛甚，遇冷则增。舌正常，脉沉弦。

检查：局部压痛不明显。

证属肾虚寒凝，瘀阻经络。治以强肾为主，兼祛邪，活血通络。

处方：当归24g　川断18g　狗脊18g　杜仲18g　桑寄生30g　毛姜18g　独活18g　熟地30g　黄芪30g　川牛膝18g　香附18g　水煎服。

二诊（12月27日）：服上药3剂，腰痛大减，弯腰已不痛，惟扭转腰部时稍觉不适。效不更方，继服3剂。

1982年1月4日来述，病已痊愈。

按：本案从肾虚论治，收到满意疗效。对痹证疼痛在腰部者，不能一概用散邪之药，"腰者，肾之府"，故治腰痛勿忘补肾。

案例3 李某某，男，40岁，工人。

初诊：1981年11月17日。

因长期劳累过度，引起腰痛，逐渐加重，已10年余，近半年尤甚。现腰部持续酸沉凉痛，强硬不适（朝重暮轻），卧不能转侧，咳嗽时震动也感疼痛不适。舌正常，脉沉弦。

检查：第2、3腰椎附近有压痛。

X线检查：腰椎正、侧位片均正常。

证属肾虚邪侵，脉络不畅。治以强肾祛邪，活血通络。

处方：桑寄生30g　川断30g　白术30g　黄芪30g　当归30g
丹参30g　鸡血藤30g　威灵仙15g　老鹳草30g　独活18g　陈皮12g
甘草9g

6剂；水煎服。

二诊（11月25日）：上方服6剂，腰痛较前减轻。舌正常，脉缓。循上原则，增加温经散寒止痛之药。

处方：桑寄生30g　骨碎补30g　狗脊30g　当归30g　丹参30g
白术30g　鸡血藤30g　老鹳草30g　独活30g　姜黄15g　制川草乌
各9g　甘草9g

水煎服。

三诊（12月2日）：上方服5剂，腰痛大减，活动时第2、3腰椎仍有疼痛。舌、脉正常。按上方继服5剂。

四诊（12月8日）：腰痛基本消失。昨天挑水后第2、3腰椎出现疼痛，轻度劳动则疼痛不明显。效不更方，再进5剂。

五诊（12月16日）：疼痛消失，腰部活动自如，但在参加重体力劳动时，腰部还稍有痛感。舌、脉正常。上方稍作加减，继服10剂。

1982年1月16日来述，腰痛消失，仅在劳动时微有酸感，余无不适。改服金匮肾气丸，每次服1丸，1日3次。

按：《素问·脉要精微论》指出："腰者，肾之府，转摇不能，肾将惫也。"即言，腰为肾脏居设之地，凡腰部出现疼痛，活动受限，多为肾虚。故治疗腰痛不忘补肾，乃为临床必循法则。

案例4 胡某某，男，74岁，农民。

初诊：1982年4月1日。

半年前有腰部外伤史，X线摄片未见异常改变。3个月前因受风寒，引起腰痛，并波及左髋关节，症状逐日加重。近日痛甚，夜间尤剧，坐卧不宁，难以入眠。下肢无力，不能负重。经治疗无效而来诊。舌质淡、体胖大、有齿痕，舌苔白腻，脉沉滑。

证属寒湿痹。治以祛湿散寒，活血通络，佐以强肾。

处方：丹参30g　鸡血藤30g　毛姜30g　威灵仙18g　老鹳草18g　独活18g　薏苡仁30g　萆薢30g　杜仲15g　川牛膝12g　黄芪30g　白术30g　香附12g

水煎服。

4月18日来述，上方连服14剂，症状消失。

按：患者虽年迈久病，正气不足，但尚可受药。虽有明显外伤史，但瘀血之征并非突出。证属湿盛，故以薏苡仁、萆薢利湿；白术健脾；佐独活、威灵仙、老鹳草祛风散寒通络。此正属李中梓所谓："着痹者，利湿为主，祛风解寒亦不可缺，大抵参以补脾益气之剂，盖土强可以胜湿，气足自无顽麻也。"

案例5 魏某某，男，18岁，农民。

初诊：1981年6月9日。

腰椎左侧肌痛3年许，时轻时重，每遇阴雨潮湿，气候变化，劳累过度或蹲位时疼痛加重，休息则痛减，经治无效。

检查：左侧腰肌上下约15cm长、4cm宽处有压痛。舌淡、苔薄白，脉弦。

实验室检查：白细胞计数 $11 \times 10^9/L$，嗜中性粒细胞0.76，淋巴细胞0.24。血沉20mm/h。

证属风湿侵袭，脉络不通。治以祛风除湿，活血通络。

处方：当归18g　丹参30g　赤芍18g　透骨草30g　香附18g

白术 30g　　羌活 15g　　独活 15g　　秦艽 12g　　木瓜 18g　　生地 20g

水煎服。

二诊（6月24日）：上方共服12剂，症状基本消失。复查：白细胞计数 7×10^9/L。嗜中性粒细胞 0.63，淋巴细胞 0.37。血沉 17mm/h。上方略作加减，继服3剂，巩固疗效。

按：对轻微证候，寒湿之象不明显者，以风论治，平和而取效也速，故以透骨草、羌活、独活、秦艽、木瓜为主，加生地清热，防其热化。

案例6　王某某，男，34岁，搬运工人。

初诊：1980年12月18日。

腰骶关节处酸沉疼痛10余天，原因不明。初起痛较轻，日渐加重，活动时更甚，功能受限，不能转侧。舌正常，脉沉细。

检查：局部无明显压痛。

证属肾气不固，邪滞经络。治以强肾祛邪，活血通络。

处方：当归 30g　　丹参 30g　　鸡血藤 30g　　川断 30g　　杜仲 18g
狗脊 24g　　毛姜 30g　　桑寄生 30g　　独活 24g　　老鹳草 30g　　制川乌 9g
制草乌 9g　　川牛膝 21g　　甘草 12g

水煎服。

二诊（12月25日）：服上药3剂，腰痛大减，后仰及侧弯时略有酸、沉感，休息后则无不适。效不更方，继服3剂。

1981年1月19日告知，病已痊愈。

按：本证以腰酸沉为主，肾阳虚之象并不突出。但其脉沉细，腰酸沉，活动则症状加重，故属肾虚之证。用大队补肾壮阳药物，收到满意效果，可见腰酸沉也为肾虚的典型症状，临床应当引起重视。

案例7　毛某某，男，30岁，木工。

初诊：1981年12月5日。

因职业之故，长期弯腰劳动引起腰痛，反复发作，6年有余。每遇劳累或阴雨潮湿则发病或疼痛加重，发作时感到胀闷热痛，扪之局部皮肤稍凉（6年来腰腿部皮肤未出过汗）。近日腰部持续酸痛，难以直立，睡卧疼痛不减，屈伸肢体时疼增。舌质暗、稍红，脉弦。

X线摄片：第5腰椎骶化，腰椎生理前曲消失。

证属正虚邪侵络痹，气血运行不畅。治以祛邪活血，益气养血。

处方：黄芪30g　当归30g　丹参30g　鸡血藤30g　川牛膝15g　木瓜21g　独活30g　老鹳草30g　青风藤24g　千年健18g　钻地风30g　香附30g

水煎服。

二诊（12月21日）：上方服12剂，症状有减，在气候寒冷或做轻微劳动时，疼痛未增。舌质红，脉数。上方加生地30g，忍冬藤90g。继服15剂。

三诊（1982年1月10日）：症状基本消失，但仍腰酸不适，左小腿后侧肌肉稍胀。上方略作加减继进5剂。

3个月后来述，症状消失。近期经常参加劳动，未再发作。

按：此证较复杂。既有局部闷热，舌红，脉数，又有遇寒而痛增，抚之肌肤却凉，局部不出汗。初诊者往往无以适从。究其病机，乃为寒热错杂。治以寒热并用、益气养血以扶正，祛风除湿而达邪，使脉络畅利，气血调和而病愈。

案例8　毛某某，女，30岁，服装厂工人。

初诊：1981年3月17日。

腰痛2年余。自1978年10月正常分娩后，第10胸椎以下腰部两侧酸、麻、沉、痛，兼心烦，坐卧不安。经治症状少解，但未痊愈，仍时常发作，诱因多为劳累、久坐或受寒。多方求治，效果欠佳。舌质稍暗，脉沉细。

检查：胸、腰椎及两侧压痛不明显，局部无红肿，皮色正常，叩击患部反觉舒适。

X线摄片：第5腰椎骶化。

证属气血虚，复受风湿之邪。治以扶正为主，佐以祛风除湿，活血通络。

处方：当归18g　川芎12g　生地18g　白芍18g　丹参30g　川

断 18g　香附 18g　黄芪 30g　桑寄生 30g　独活 18g　萆薢 30g　甘草 9g

水煎服。

二诊（4 月 20 日）：上方略有加减共服 30 剂，腰酸痛，沉困逐渐消失，全身较前有力。现久坐工作腰已不痛，但仍有麻感。舌正常，脉缓。以上表明，肾已得固，但气血不足。治以补气养血，活血通络为主，佐以理气，祛风湿。

处方：黄芪 30g　当归 30g　川芎 12g　生地 18g　白芍 18g　丹参 30g　鸡血藤 30g　香附 18g　白术 30g　老鹳草 30g

水煎服。

三诊（5 月 18 日）：上方共服 27 剂，腰部麻木感消失，病已痊愈。

按：产后气血亏虚，复受风湿而致痹。虽经过治疗，但正气未复，邪未尽除，加之劳累耗伤正气，气血循行无力，故邪（风、湿、瘀）阻滞经络。方以黄芪四物汤，气血双补，扶助正气，桑寄生、川断补肝肾，强筋骨，除风湿通经络，治腰酸痛；丹参、香附活血理气祛瘀；独活、萆薢祛风利湿；甘草调和诸药。诸药配合，扶正为主，兼祛风除湿，活血理气。故投 30 剂使酸、痛、沉逐渐消失。惟有麻木未除，乃属气血未复之故。拟方补气血为主，以治麻木。服药后气血得充，麻木消失。

忆前医治之未愈，并非诊断错误，用药不当。乃因患者对此证没有足够的认识，3、5 剂不效即更医另治，另外，医者心中无谱，数剂不效，误为药证不符，移方更药。通过此案的治疗，凡遇久痹顽痹者，应告诫患者，非有耐心不可。

案例 9　路某某，男，35 岁，农民。

初诊：1981 年 9 月 6 日。

左骶髂关节部，间歇性针刺样疼痛月余，甚时沿大腿侧向下放射呈抽筋样疼痛，劳累或受凉均加重。舌质偏淡、苔白腻，脉滑。

检查：左骶髂关节部有明显压痛。

证属风湿阻痹，治以祛风除湿，活血止痛。

处方：独活 30g　当归 15g　鸡血藤 30g　白芍 60g　萆薢 30g
白术 30g　牛膝 12g　钻地风 30g　木瓜 18g　薏苡仁 30g

水煎服。

二诊（9 月 22 日）：服上药 12 剂腰痛基本消失，惟弯腰或姿势
不当时稍有痛感，仍觉乏力。舌、脉正常。上方去萆薢，加黄芪
30g，继服 3 剂。

1 个月后来述，病已痊愈。

按：苔腻，脉滑为湿胜，放射样痛为风胜。风湿为患，故重用
祛风胜湿之药而收效。本方白芍 60g，用量甚大，其意乃不外两方
面：一则柔筋缓急止痛；二则抑制诸药之燥烈。诸药配伍合拍，收
效甚捷。

案例 10　王某某，女，36 岁，制药厂工人。

初诊：1981 年 4 月 9 日。

腰痛 20 余年，时作时止。近半年疼痛加重，持续不止，坐位时
间稍长，酸痛难忍。现已丧失劳动能力。月经后期，行经时腰部有
酸沉感。舌正常，脉弱、尺脉尤甚。

检查：第 3～5 腰椎有压痛，且疼痛部位固定不移。

证属肾虚邪恋，气血运行不畅。治以补肾祛邪，活血通络。

处方：熟地 30g　小茴香 9g　桑寄生 30g　川断 18g　巴戟天 18g
杜仲 12g　白术 30g　当归 30g　丹参 30g　透骨草 30g　独活 30g
黄芪 30g　陈皮 9g

水煎服。

二诊（4 月 29 日）：上方连服 15 剂后，始有明显效果。目前已
服 20 剂，病痛大减，坐位长达 1 小时之久亦不觉腰痛，并能参加一
般体力劳动。舌、脉正常。嘱上方继服 10 剂，巩固疗效。

按：久坐痛增，劳则痛甚，尺脉尤弱，肾虚明显。方中杜仲、
桑寄生、熟地、小茴香、巴戟天、川断，均为补肾治腰痛之品。不
通则痛，久痛必瘀，故用当归、丹参、独活、透骨草活血养血，祛
风除湿，通络止痛。黄芪、白术、陈皮益气健脾胃，资助后天之本。
本方扶正固本为主，佐以祛邪，连服 15 剂始得效果。从此不难看

出，对病久难愈之证，认证既确，则守法守方，是取效的关键。

案例11 时某某，女，48岁，电机厂工人。

初诊：1981年6月13日。

1年来，每因劳累即出现腰骶关节部疼痛，两侧股四头肌也酸痛不适。近1个月来腰腿酸痛持续不止，静坐超过半小时，疼痛难忍，活动受限，不能转侧。叩击患部反觉舒适。经多方诊治，效果欠佳。舌正常，脉沉紧。

证属寒邪凝滞，经脉阻痹，气血运行不畅。治以温经散寒为主，佐以补肾养血，通经活络。

处方：透骨草30g　独活18g　千年健18g　钻地风12g　制川乌9g　制草乌9g　制乳香9g　制没药9g　木瓜18g　川牛膝9g　川断30g　当归30g　丹参30g　香附21g　桑寄生21g

水煎服。

二诊（6月23日）：上方连服10剂，腰腿酸痛大减，已能久坐，睡觉翻身自如。但近2日咽喉痛，舌痛，小便黄赤。舌质稍红、苔薄白，脉数。复查：白细胞计数 $14 \times 10^9/L$，嗜中性粒细胞0.71，淋巴细胞0.29。症已化热，治以清热解毒为主，兼以祛风胜湿。

处方：败酱草30g　金银花30g　连翘18g　白花蛇舌草30g　青风藤30g　透骨草30g　独活18g　当归18g　白术18g　川朴9g

水煎服。

三诊（7月1日）：上方连服6剂，腰腿疼痛酸楚消失。热象已不明显。上药略作加减，继服3剂，巩固疗效。

按：本证原寒象明显，兼有肾虚。经治又见热象，乃为过服温热之药，阴证转阳之故。治需在祛风湿通经络之基础上随病情变化选加清热解毒之品。此充分体现了辨证施治的重要性。

二、风湿热型

案例1 李某某，男，47岁，农民。

初诊：1979年5月17日。

7个月前，劳累过度复受雨淋，引起持续性腰部疼痛。1个月后，疼痛波及右下肢，且呈走窜性痛，致使右下肢活动受限，不能从事体力劳动。经多方治疗无效。舌质红，脉弦滑而数。

X线摄片：第5腰椎（侧位片）上缘见唇样骨质增生。

证属风湿热痹，治以祛风除湿，清热。

处方：忍冬藤120g　黄芪60g　丹参45g　香附30g　川牛膝30g　木瓜30g　萆薢30g　防己30g　独活30g　秦艽24g　千年健18g　钻地风18g

水煎服。

二诊（5月21日）：上方服3剂，腰及右下肢疼痛均大减。效不更方继服。

三诊（6月5日）：上方又服12剂，右下肢疼痛已消失，腰部有轻微疼痛。上方略作加减，嘱继服3剂，隔日1剂，巩固疗效。

半年后随访，病已痊愈，未再复发。

按：脊椎骨质增生为西医学的名称，由于古代条件所限，前人很难明确提出确切的定义，但临床症状在痹证中早有论述。骨质增生，有的学者认为是一种随年龄增长愈趋严重的疾患，系不可逆性改变，多认为属不治之症。笔者根据大量临床现象观察到有三种情况：①X线摄片明显骨质增生者，可长期无症状。②骨质增生的程度与临床症状不呈正比例关系。即增生明显者，可仅有轻微酸痛，相反者，症状却可很重。③经治疗症状可消失，但X线摄片显示的病变不随症状的消失而消失。根据辨证施治的原则，本案多方久治不愈，必然正气虚弱，故重用黄芪、丹参益气补血；脉弦数，乃久痹有化热之势，用大量忍冬藤清热通络；香附、川牛膝、木瓜行气解郁，治风湿腰膝疼痛。配合萆薢、防己、独活、千年健、钻地风祛风湿通经络，效果满意。

案例2　蔺某某，女，30岁，农民。

初诊：1982年4月25日。

持续性腰痛1年余。1年前因产后久坐引起腰痛，初起症状轻微，未及时治疗。后每遇气候寒冷，潮湿则痛增，且逐日加重。弯腰、久坐、久站时或劳累等均痛甚，晨起腰部强硬不适，活动后稍缓解。舌质稍红，脉弦滑。

X 线摄片：第 5 腰椎前缘唇样增生。

证属湿邪阻络，湿已化热，治以祛湿，清热，通络。

处方：忍冬藤 90g　生地 90g　威灵仙 15g　桑寄生 30g　透骨草 24g　老鹳草 30g　黄芪 30g　白术 30g　薏苡仁 30g　萆薢 30g　香附 24g　丹参 30g

5 剂，水煎服。

二诊（5 月 2 日）：疼痛减轻，晨起腰部强硬较前好转。上方继服 5 剂。

三诊（5 月 7 日）：症状基本消失，惟久坐时骶髂关节有酸痛感。改服痹证丸，每次服 80 粒，1 日 3 次，连服 7 天。

四诊（5 月 14 日）：左骶髂关节仍有酸痛感。嘱其继服痹证丸 20 天，服法同前。

半年后随访，病已基本痊愈，未再发作。

按：产后正气虚，伤及肝、肾，肾虚精亏，髓不养骨，风寒湿邪侵袭，使经络痹阻。久卧则血行不畅，经脉阻滞更甚，故久坐、久站、劳累及晨起时加重，腰强硬疼痛。症状加重，治仍以祛风除湿，活血通络为主，兼滋补肝肾。方中重用忍冬藤、生地，是因舌质红有阴虚内热之象。生地滋阴养血，填骨髓，除痹；忍冬藤清热通络治筋骨疼痛。二药配合滋而不腻，通不伐正，治热痹，多获良效，实践证明，需大量，方能奏效。

案例 3　张某某，男，30 岁，农民。

初诊：1981 年 12 月 25 日。

左腰、胯、膝部持续疼痛 10 年余。10 年来症状时轻时重，久治不愈。现腰不能直起，跛行，局部酸凉沉困，伴周身乏力，不能劳动。面色少华，精神欠佳。舌质红、苔黄厚腻，脉结代。

实验室检查：血沉 77mm/h。

X 线摄片：第 1～5 腰椎骨质增生，呈竹节样改变。证属肾气虚弱，湿毒留滞。治以清热利湿解毒，活血育阴通络。

处方：忍冬藤 90g　萆薢 30g　生地 60g　薏苡仁 30g　香附 21g

败酱草30g　桑枝60g　丹参30g

水煎服。嘱其连服15剂。

二诊（1982年1月16日）：左胯疼痛消失，腰痛也减，虽近2天气候较寒冷，也未发作，仍酸楚重着，不能直起（脊以代头）。舌质红、苔微黄，脉结代。上方加桑寄生30g。再服15剂。

三诊（2月15日）：服上药15剂，诸症大减。但脊柱仍有沉困感，仰卧则痛，轻微活动舒适，活动过度则痛增，两下肢沉重，负重力差。舌质、苔同前，偶见结脉。上方忍冬藤加至120g，继服15剂。

四诊（3月6日）：腰沉酸痛又减，两下肢沉重也有减，腿较前有力，但腰仍有强硬感。舌、脉同上。上方加威灵仙30g，继服10剂。

五诊（4月6日）：腰部强硬较前减轻，已能直立行走，脊柱两侧于活动过度时有痛感，有时波及到骶髂关节部。舌、脉正常。改服痹证丸，每次服80粒，1日3次，连服10天。

六诊（4月16日）：不劳累时腰背无不适，劳累后仍难以直腰。舌、脉正常。继服痹证丸，用法同前。

七诊（4月22日）：腰已能挺直，精神较佳，面色有华。前天又因过度劳累，左胯及腰部稍有痛感。继服痹证丸20天，服法同上。

按：腰痛10年，久病必虚。辨其证属湿热，兼有阴虚，属虚中挟实之证。虑及患者为壮年，体质尚可，故急治其标，以清热利湿为主，兼以补肾。

本方在活血清热，祛邪通络的药中，加大量生地，是治热痹经验之一。因热痹火热之邪内燔阴血，必津亏血耗，脉道失濡。用生地，既清热祛邪，又滋养阴血，如增水行舟，使阴血自然流动，而痹行矣。同时生地又可填骨髓，长肌肉，使骨髓满，阴血足，正气复而痹自除。

三、瘀血型

案例1　李某某，女，35岁，电机厂工人。

67

初诊：1981 年 5 月 21 日。

腰痛半年余。初起腰酸微痛，后逐渐加重。近期痛如针刺，持续不减，功能受限，经用泼尼松等药治疗，效果欠佳。舌苔白，边有瘀血点，脉迟涩。

检查：第 3 腰椎棘突右侧有压痛。

证属气血瘀滞，复感风湿。治以活血止痛，祛风湿为主，兼补肾壮腰。

处方：当归 30g　丹参 30g　制乳香 9g　制没药 9g　延胡索 12g　川断 30g　杜仲 15g　独活 18g　秦艽 18g　透骨草 30g　青风藤 18g　豨莶草 18g　香附 18g

5 剂，水煎服。

二诊（5 月 26 日）：上药服 3 剂后症状显著减轻，服 5 剂后除腰向前弯曲时微痛外，余无不适。嘱其继服痹证丸，每次服 80 粒，1 日 3 次，连服 10 天，巩固疗效。

按：腰痛如针刺，舌质紫有瘀血点是瘀血之征。方以当归、丹参、制乳香、制没药、香附、延胡索等活血理气止痛；秦艽、透骨草、独活、青风藤、豨莶草祛风胜湿，舒筋活络；川断、杜仲补肾壮腰。三者配合，攻中寓补，瘀消痹通，故效如桴鼓。

案例 2　蔺某某，男，40 岁，工人。

初诊：1982 年 1 月 7 日。

腰骶关节部疼痛 3 年余。3 年前因摔跤引起腰骶部疼痛，此后时有沉痛，逐渐加重，遇劳累诱发。发病时除沉痛外，尚活动受限，一般持续 30 分钟左右自行缓解，缓解后如常人。4 天前又因下厨，弯腰时间过久，疼痛复作，持续至今不解。舌质、苔及脉象均正常。

X 线摄片：第 1 腰椎压缩性骨折，第 3 腰椎骨质增生。

证属肾虚招邪，血瘀脉络。治以强肾祛邪，活血通络。

处方：当归 30g　丹参 30g　鸡血藤 30g　姜黄 15g　骨碎补 30g　熟地 30g　小茴香 9g　川断 24g　狗脊 30g　独活 30g　桑寄生 30g　杜仲 15g　川牛膝 18g

水煎服。

二诊（1 月 15 日）：上方服 5 剂，疼痛缓解，余证消失，惟弯腰时腰骶部有轻微不适。照上方改制成蜜丸，每次服 9g，1 日 3 次，连服 1 个月，巩固疗效。

半年后随访，前症未发作。

按："腰者，肾之府"，每遇劳累诱发，为肾虚腰痛。因有外伤史，X 线摄片有压缩性骨折及腰椎骨质增生，且疼痛固定不移，故治疗以补肾为主，佐以活血化瘀，散寒祛湿而收效。

案例 3 张某某，男，72 岁，农民。

初诊：1982 年 2 月 10 日。

半年前种西瓜不慎蹲位摔倒，右髋部着地，当时无明显痛苦。近 2 个月来，每坐久或站立时右髋不能伸，强行伸展，右大转子后侧筋肉抽掣痛，并牵涉右侧脊背和颈项。按压环跳穴，同时活动右下肢，闻及弹响声，即刻缓解，解后如常人。近半个月上述症状发作频繁，每天 10 余次，且迟迟不能缓解。既往有间歇性腰痛史 10 年余，不能负重。舌正常，脉稍数。

检查：局部无明显异常改变。

实验室检查：血红蛋白 90g/L，红细胞计数 4.5×10^{12}/L，白细胞计数 16×10^9/L，嗜中性粒细胞 0.9，淋巴细胞 0.1。血沉 8mm/h。

证属血瘀邪侵，精血亏虚。治以祛邪化瘀，养血舒筋，滋补肝肾。

处方：当归 18g　丹参 30g　鸡血藤 30g　薏苡仁 30g　木瓜 18g　川牛膝 9g　香附 12g　桑寄生 30g　杜仲 18g　地龙 12g　败酱草 60g　甘草 9g

水煎服。

二诊（2 月 16 日）：服上药 6 剂，发作次数减少，余症状亦较前减轻，发作时很快缓解。舌、脉无明显异常。复查：白细胞计数 7.5×10^9/L，嗜中性粒细胞 0.68，淋巴细胞 0.32。上方加黄芪 30g，继服。

三诊（3 月 1 日）：依上方服 6 剂，诸症消失。

按：年迈气血已衰，摔倒时右髋部着地，当时虽未发现明显症状，但局部筋肉经脉必然受损。复因长期蹲位，劳累汗出，腠理疏松，风寒湿邪乘虚而入，致经脉痹阻，筋失血养，故出现筋脉挛痛，久之气血进一步耗伤，筋脉更乏血濡，形成恶性循环，以致频频发作，缓解较难。以当归、丹参、鸡血藤、木瓜活血化瘀，养血柔筋，川牛膝、桑寄生、杜仲壮肾强腰，余药祛邪通络，后加黄芪益气通痹而获效。

案例 4　毛某某，男，44 岁，干部。

初诊：1981 年 1 月 22 日。

1 个月前始感右骶髂关节处疼痛，经电疗及泼尼松等药物治疗无效。舌质稍暗红、有瘀斑、苔薄黄，脉弦微数。

检查：右骶髂关节部均有明显压痛。

实验室检查：白细胞计数 $18 \times 10^9/L$，嗜中性粒细胞 0.46，淋巴细胞 0.54。

证属瘀血阻滞，兼有湿热。治以活血止痛，兼清湿热。

处方：当归24g　川芎9g　赤芍30g　制乳香　制没药各9g　金银花60g　牡丹皮15g　川朴12g　香附30g　甘草6g　黄酒150ml

3 剂，水煎服。

二诊（1 月 28 日）：服上药疼痛稍减。复查：白细胞计数 $20 \times 10^9/L$，嗜中性粒细胞 0.64，淋巴细胞 0.36。依上方加忍冬藤90g，继进 6 剂。

三诊（2 月 11 日）：症状明显减轻。复查：白细胞计数 $8 \times 10^9/L$，嗜中性粒细胞0.7，淋巴细胞0.3。上方再服 3 剂。

四诊（2 月 17 日）：症状基本消失，上药为蜜丸，每丸9g，每次服 2 丸，1 日 3 次，巩固疗效。

按：疼痛固定，压痛明显，脉弦数，舌稍暗红、有瘀斑、苔薄黄，乃属瘀血兼有湿热内郁。故用活血散瘀，调气止痛之品，佐以清热利湿而收到一定的效果。在此方基础上加大量清热通络治筋骨痛的忍冬藤，效果更佳。

　　　案例 5　李某某，男，24 岁，工人。

初诊：1982年1月3日。

昨天不慎扭伤腰部，当即腰部疼痛不适，逐渐加重，数小时后波及左下肢。现腰部不能挺直和仰卧，腰椎两侧有压痛。左下肢沿大腿后侧呈放射性疼痛。舌正常，脉沉细。

X线摄片：隐性骶椎裂。

证属扭伤筋络，气滞血瘀。治以活血化瘀，壮腰补肾。

处方：当归30g　丹参30g　鸡血藤18g　川断30g　巴戟天24g　狗脊24g　毛姜24g　杜仲15g　川牛膝30g　桑寄生30g　熟地30g　小茴香9g　独活30g　制没药12g

水煎服。

二诊（1月11日）：上方服6剂，左下肢疼痛消失，腰痛大减。依上方继服3剂。

三诊（1月15日）：服上方症状全部消失。

按： 损伤致腰痛，俗称"闪腰"，属瘀血腰痛。及腰部筋络损伤，气血运行不畅所致。隐性骶椎裂，属先天不足。肾气亏损，腰失充养，易于损伤，本例虽不属痹证范畴，但选治腰痹之方，补肾壮腰，活血祛瘀，收效满意。故录之，以供参考。

附：背部

案例1 宋某某，男，30岁，农民。

初诊：1981年12月25日。

第1~10节胸椎部持续酸沉不适2年余，与气候变化无明显关系。平时易感冒，自汗。经治无效，至今症状同前。弯腰及劳累时脊柱酸痛更甚，伴头晕、失眠、两肩沉重。舌尖红，脉弦细。

证属督脉虚弱，风寒入络。治以温补肾阳，活血祛邪。

处方：当归30g　丹参30g　鸡血藤30g　桑寄生30g　毛姜18g　川断18g　巴戟天30g　狗脊30g　淫羊藿18g　黄芪30g

3剂，水煎服。

二诊（12月28日）：服上药后背酸痛有减。照上方继进3剂。

三诊（1982年1月2日）：背部酸痛减轻，头晕、失眠亦好转。依上方再服3剂。

四诊（1月7日）：背部酸痛大减，失眠、头晕、多梦消失，但有时两肩胛部仍酸沉。上方加白术 30g，继投 3 剂。

五诊（1 月 11 日）：以上症状基本消失。改服六味地黄丸及十全大补丸，每次各服 1 丸，每日 3 次，连服 20 天。

按：督脉行于背部，有支脉络肾，为"阳脉之海"。肾气不足，督失充养，易招外邪，引起背酸沉疼痛。故治背部疼痛者，多以补肾气为主。

案例 2 吴某某，女，61 岁，农民。

初诊：1981 年 12 月 14 日。

半年前因生气，夜半外出而受凉，次日背部持续酸沉凉痛（局部畏寒），时而牵涉双肩胛和两胁作痛，翻身困难，咳嗽则症状加重，入夜更甚。舌质淡、苔白腻，脉弦滑。

证属寒湿外侵（湿偏胜），兼有肝郁气滞。治以祛湿通络为主，兼疏肝理气。

处方：老鹳草 30g　透骨草 30g　薏苡仁 30g　淫羊藿 15g　独活 18g　木瓜 18g　香附 18g　青皮 9g　丹参 30g　鸡血藤 30g　白术 30g

水煎服。

二诊（12 月 18 日）：上药服 3 剂，背部痛减，咳嗽时亦不甚痛，睡觉可翻身。依方继服。

二诊（12 月 25 日）：上方又服 6 剂，症状基本消失。改服痹证丸，1 日 3 次，每次服 80 粒，连服 5 天，巩固疗效。

按：思虑恚怒，伤脾损肝。脾郁湿聚，肝郁气滞。时值寒冬，夜间外出，寒邪侵袭，外束肌表，经气不畅，内伤脾阳，湿气更胜，寒湿阻遏背部，督之阳气不展，则背部沉痛。方中淫羊藿入督脉振奋阳气。香附、青皮疏肝解郁、理气止痛。余药祛风除湿散寒。总使阳气旺，风寒湿去，血和气理，络脉通畅，痹证则愈。

第五节　上肢部痹证

本节病案包括西医学颈胸神经根炎、臂丛神经痛、肱骨外踝炎、腕管综合征等。

上肢痹证，以风偏胜型多见，且往往有损伤史，形成邪阻经络，气血运行不畅，筋脉失养。治以祛风通络，益气养血、舒筋活血兼顾。临床常用上肢痹证汤。

上肢痹证汤：黄芪 30g　桂枝 15g　桑枝 60g　威灵仙 18g　秦艽 12g　羌活 18g　鸡血藤 21g　老鹳草 30g　当归 18g　白芍 30g　姜黄 9g　香附 18g

水煎服。

加减参见肩凝汤。

本节共录病案 9 例，其中风寒湿型 4 例，风湿热型 2 例，瘀血型 3 例。

一、风寒湿型

案例 1　堵某某，女，26 岁，农民。

初诊：1982 年 2 月 21 日。

20 天前正常分娩，失血较多，两上肢时有麻木。近 7 天症状加重，两上肢持续麻木酸沉且痛，右甚于左，昼轻夜重，双手勉强持物，并感乏力，上肢疼痛如裂，并伴周身畏冷，蜷卧，乳汁少。面色无华，舌质淡、尖稍红、苔白，脉细稍数。

证属气血亏虚，贼风内侵。治以补气养血，祛风通络。

处方：黄芪 30g　当归 30g　丹参 30g　鸡血藤 30g　桂枝 12g　桑枝 30g　白芍 30g　老鹳草 24g　透骨草 24g　香附 18g　威灵仙 12g　甘草 9g

水煎服。

二诊（2 月 24 日）：服上药 3 剂，右上肢麻木消失，左上肢前臂麻沉亦减，微恶寒，时自汗，舌淡、苔白，脉细弱。守方继服。

三诊（3 月 29 日）：上方服 6 剂，诸症悉除。

按：产后多虚多瘀，虚则易感外邪，瘀则易伤经络。黄芪、当归，乃当归补血汤，气血双补，补气生血；桂枝、白芍调和营卫，两者扶正，更有丹参、鸡血藤、香附，一则治产后之瘀，二则活血祛风。方以补虚为主而获效。临床遇此者，特别注意，虽有外邪，不可攻伐，若用辛燥温散之品，使气耗血损，敞门招邪，病反加重。

案例 2　王某某，女，52 岁，农民。

初诊：1982 年 1 月 4 日。

初起两手，渐及两肘关节酸麻疼痛，持续不解已8天。现下肢有时亦感不适。平素常心慌、纳差、乏力。舌质淡、少苔，脉沉细、微数。

证属血虚受风，风湿阻络。治以活血养血，祛风除湿。

处方：当归18g　丹参30g　鸡血藤30g　黄芪21g　白芍20g　老鹳草30g　透骨草30g　桑枝60g　焦神曲18g　焦山楂18g　焦麦芽18g　薏苡仁30g　甘草9g　生姜9g　大枣5枚

3剂，水煎服。

二诊（1月8日）：服上方3剂，诸症消失，惟两肘部微有酸感。依方继进3剂。

1个月后告知，病已痊愈。

按：此案似《金匮要略》黄芪桂枝五物汤之血痹。血痹者，正虚受邪入血分也。其证见"阴阳俱微，寸口关上微，尺中小紧，外证身体不仁，如风痹状"。"阴阳俱微，寸口关上微"，指营卫气血不足，"尺中小紧"指阴血凝滞，"不仁"即麻木，"如风痹状"即见疼痛游走不定的痹证。上述诸证与本例甚合，故取黄芪桂枝五物汤意。当归、白芍、丹参、鸡血藤养血为主，兼以行血；黄芪、薏苡仁益气健脾除湿；老鹳草、透骨草祛风通络。因脉数，改桂枝为桑枝，疗效理想。

案例3　王某某，女，49岁，农民。

初诊：1982年4月5日。

10天前因劳累引起左肱骨外髁部持续疼痛，渐趋严重，现局部微肿，怕凉，压痛明显，扭转屈伸疼痛加剧。舌体胖有齿痕、苔薄白，脉沉细。

因劳损后，复受寒湿，证属寒湿痹阻，气血运行不畅。治以散寒除湿，活血通络。

处方：当归30g　生地15g　威灵仙15g　秦艽12g　老鹳草24g　儿茶12g　桂枝15g　透骨草30g　羌活12g　甘草9g

3剂，水煎服。

二诊（4月9日）：服药后疼痛减轻，压痛不明显，肘关节扭转屈伸时疼痛亦减。效不更方，继服3剂。

三诊（4月15日）：左肱骨外部疼痛，压痛均消失，肘关节伸屈自如，病已痊愈。

按：本案上肢疼痛属寒湿瘀血所致。桂枝辛温，善走上肢，温经通脉，最合此症。《药品化义》云：桂枝"专行上部肩臂，能领药至痛处，以除肢节间痰凝血滞"。依古训，凡上部寒痛常选此作引经之药，若偏热者，多用苦辛平的桑枝代替，临床效果良好。此证以通络与活血养血兼施，药证合拍，收效甚速。

案例4 吴某某，女，55岁，工人。

初诊：1977年11月26日。

起病半年，右手及前臂麻木不仁，以拇、食、中、无名指麻木为甚。向上麻至肘，且有紧胀感，微痛。侧卧右侧肩部被压时局部亦觉麻木，夜半为著，时而烦躁。上肢功能活动尚可，皮色不变。舌、脉无明显变化。

证属血虚受风。治以祛邪通络，活血养血。

处方：当归12g　白芍15g　丹参30g　鸡血藤15g　桑枝60g　桂枝9g　黄芪30g　秦艽12g　威灵仙12g　老鹳草30g　甘草6g

3剂，水煎服。

二诊（12月16日）：上方服3剂麻木明显减轻，继服6剂，仅指端有麻感，余证皆消失。嘱其照上方再服5剂。

1个月后来告知，病已痊愈。

按：本证也属《金匮要略》"血痹"范畴，由于血虚复受外邪所引起的肢体麻木。此案选用黄芪桂枝五物汤，加当归、丹参、鸡血藤、桑枝、秦艽、老鹳草、威灵仙祛风活血通络等药物，效果较佳。

二、风湿热型

案例1 薛某某，女，37岁，农民。

初诊：1981年11月11日。

右手不适，渐致右手阵发性疼痛2个月余。其疼痛呈烧灼样，且伴酸胀感，入夜尤甚，难以入眠。虽痛似火烧，但睡眠时将手放置被子外，遇凉疼痛更剧，每晚如此，天亮即减。右手中指及无名指麻木且胀，以掌侧较重。月经正常。舌质偏红，脉沉细数。

证属阴虚内热，邪瘀脉络。治以滋阴清热，活血养血，祛邪通络。

处方：当归30g　白芍60g　生地60g　丹参30g　香附18g　制没药9g　儿茶9g　地龙30g　桑枝60g　黄芪12g　甘草9g

3剂，水煎服。

二诊（11年14日）：上药服第1剂后，一夜未痛，服第2剂后，当夜虽有疼痛，灼热感较前大减。第3剂后，夜间未再痛，但右手中、无名指仍麻木如前。舌质偏红、苔白，脉沉细。依上方继服6剂，隔日1剂。

三诊（11月28日）：右手指疼痛大减，数日未发，发则3~5分钟即行缓解，痛势轻微，手指麻木亦减。舌、脉正常。改服痹证丸，每次服60粒，1日3次，连服10天，巩固疗效。

按： 夜间疼痛病在阴分，舌质偏红，脉沉细数，为阴虚内热，邪阻脉络。用大量生地滋阴养血，凉血清热除痹；白芍养血柔肝，缓急止痛；当归、丹参、没药、儿茶活血祛瘀，消肿定痛，通血脉；地龙、桑枝清热通经脉，善治麻木，且能引药走肢端；黄芪益气补虚，即补阴寓阳之意。诸药配合，滋阴养血，清热祛瘀通痹，力专而强。

至于"夜痛似火烧"，乃阴虚火旺，虚火燔灼而致。阴虚者，阳气也虚，卫外不密，寒气侵袭，腠理闭塞，脉络阻滞，则遇凉气痛剧。以滋阴清热为主，佐以黄芪资助卫气，故获良效。

案例2 高某某，女，72岁，农民。

初诊：1981年10月6日。

左上肢麻木而痛半年余。其症时发时止，日作数次，每次约10分钟左右即自行缓解，久治罔效。舌苔稍黄，脉滑。

证属风痹。治以祛风通络，益气养血。

处方：忍冬藤60g　桑枝60g　地龙15g　黄芪30g　丹参30g

生地21g　木瓜12g　陈皮9g　甘草9g

水煎服。

二诊（10月19日）：上方服10剂，麻痛减轻，每天发作次数减少，且麻不过肘。守上方继服。

三诊（10月25日）：依方又服6剂，症状基本消失。

按：患者已高龄，精血不足，感受风湿，搏于肌肤而致痹证。黄芪、丹参、生地益气养血，行血利痹；桑枝、木瓜、忍冬藤、地龙清热利湿通络。诸药配合，使血脉通利，肌肤受血而麻痛愈。

三、瘀血型

案例1　李某某，女，49岁，农民。

初诊：1982年4月5日。

素日抱小孩，引起左肱骨外髁处疼痛，逐日加重已半月余。现疼痛范围扩大，肘关节功能活动受限，不能从事家务劳动，生活也难以自理，左肘部肱骨外上髁轻触即感剧痛，旋转前臂或屈伸肘关节则痛甚，遇凉疼痛加重，视之局部无明显肿胀。舌象正常，脉沉细。

证属络伤血滞，风寒侵袭。治以活血养血，祛风通络。

处方：当归30g　丹参30g　姜黄15g　鸡血藤30g　威灵仙15g
秦艽12g　透骨草30g　儿茶12g　青风藤30g　桂枝15g　羌活12g
甘草9g

3剂，水煎服。

二诊（4月9日）：疼痛基本消失，遇凉已不痛，肘关节功能已恢复正常，惟外髁部微有压痛。依方继服2剂，巩固疗效。

按：因劳动时前臂及腕部长期用力以致筋脉损伤，气血循行不畅，复受风寒湿邪，阻滞经络，故痛而怕凉。治以活血化瘀，温通经络，奏效迅速。

案例2　姚某某，男，44岁，工人。

初诊：1981年2月18日。

半年前因劳动用力过度，引起右腕部和肘关节肱骨外上髁处疼痛，继而逐渐加重，经治欠效。现仍持续疼痛不止，做握拳旋转动作时痛甚，握物无力，肱骨外上髁处有明显压痛点。舌苔薄白，脉弦。

证属正虚受邪，脉络闭塞。治以扶正祛邪，活血通络。

处方：黄芪60g　当归30g　丹参30g　鸡血藤30g　川芎18g　白芍21g　忍冬藤60g　威灵仙18g　秦艽18g　桂枝12g　羌活18g　香附21g

水煎服。

药渣外洗患部。

二诊（2月26日）：上方服3剂疼痛减轻。守方继服。

三诊（3月9日）：上方共服14剂。每服药后用药渣洗患处。疼痛消失。

按：劳累伤气血，姿势不当损伤筋络，复受风寒致疼痛久而不愈。治以益气养血通络为主，佐以祛风胜湿，内服外洗配合而收效。

对局部痹者，用外洗之法可使药物直达病所，同时温水外洗可助阳通络，促使血液循环，临床用之，每获良效。

案例3　刘某某，女，41岁，农民。

初诊：1981年12月8日。

3个月前右尺骨中下1/3处骨折，经治疗骨折愈合，对位对线均好。近期右前臂凉沉疼痛，时轻时重，入夜尤甚。舌质微红、苔白，脉弱。

证属瘀血留滞，招邪阻络（风寒偏胜）。治以活血祛风，散寒通络。

处方：丹参30g　鸡血藤30g　当归30g　透骨草30g　羌活18g　桂枝15g　老鹳草30g　威灵仙18g　黄芪30g　姜黄12g　甘草9g

水煎服。

二诊（12月25日）：上方连服15剂，诸症消失而痊愈。

半年后随访，未复发。

按：骨折后期，气血瘀滞，又受风寒湿邪侵袭，故出现凉沉疼痛。治以温经通络，祛风除湿，益气养血活血。邪祛络通，气血运行正常，痹证自愈。

第六节　下肢部痹证

下肢的功能主要是负重，司行走。下肢痹证多因劳累损伤复受风寒湿邪而致，其中尤以湿邪突出。湿邪既可见于寒证、热证，又可和瘀血并存。因湿性黏滞，不易速除，故病程一般较长，治疗也比较困难。

此节病案，分别按坐骨神经分布区，下肢内侧，膝关节，小腿、踝、足部，髋、膝、踝多关节等五个部分列出。

【治则】祛邪为主，兼以扶正。

【方药】下肢痹汤：当归18g　丹参30g　独活18g　钻地风18g
老鹳草24g　白术30g　川牛膝9g　木瓜18g　香附12g

水煎服。

【临证加减】湿胜者，加萆薢、防己、薏苡仁；寒胜者，加制川乌、制草乌、附子；风胜者，加威灵仙、青风藤、蜈蚣、乌梢蛇；热胜者，加败酱草、白花蛇舌草、忍冬藤、地龙；瘀血痛者，加制乳香、制没药；气虚者，加黄芪。

一、坐骨神经分布区

（一）风寒湿型

案例1　赵某某，男，40岁，工人。

初诊：1973年8月15日。

腰及左下肢持续疼痛，日渐加重半年余。病情与气候变化无关，经治罔效。近期腰不能转侧，左下肢痛剧，每日必多次口服止痛片方可忍耐，以致终日卧床难起。舌质淡、苔薄白，脉弦紧。

检查：侧卧下肢屈曲，左侧肾俞穴处有触痛，按压痛时，沿坐骨神经分布方向有放射性剧痛并兼麻木。勉强仰卧左下肢伸直则痛剧，直腿抬高试验阳性。

证属风寒湿痹。治以温经散寒，活血止痛。

处方：当归30g　丹参30g　白芍60g　川牛膝12g　穿山甲9g
制川乌9g　制草乌9g　独活15g　香附12g　甘草6g　白酒250ml

煎法：用白酒 250g 浸泡诸药 8 小时后加水适量煎服。

二诊（8 月 20 日）：上方服 3 剂，效果明显，自述痛除大半。嘱其照方继服 3 剂。

三诊（8 月 25 日）：疼痛大减，已能步行上楼，但下肢仍酸困无力。上方加白术 30g，黄芪 60g。继服。

四诊（9 月 7 日）：上方又服 6 剂，症状基本消失。此方配成蜜丸，每次服 9g，1 日 3 次，连服 1 个月。

3 年后随访，未再复发。

按： 此证痛剧，乃寒邪外侵。肢体不能伸直，属病筋，筋脉遇寒收引，气血凝滞而成。故选制川乌、制草乌、独活、白酒，大辛大温，温经散寒；香附、穿山甲活血通经止痛；白芍、甘草缓急止痛；川牛膝引药下行直达病所。此方温经散寒，活血止痛力专，故收效甚捷。

本方用白酒浸泡诸药 8 小时后加水煎，对寒痹者临床效果可靠，值得探讨。按中医理论，白酒甘辛大热，可活血行气，壮神御寒。西医学也肯定其有扩张血管、促进血液循环作用。同时酒内所含的乙醇是一种良好的有机溶剂，一般生物碱、苷类、挥发油等成分大多能溶解于乙醇。所以前人多用酒炮制他药，其功效归纳有三：一则使药物有效成分易于溶出，提高药物疗效；二则降低药物的副作用，增强补益之性；三则借酒之辛热升腾行窜之性，增强药物通经活络、祛寒除湿之效。本案用之，亦有以上三意。

案例 2　蔺某某，男，47 岁，农民。

初诊：1979 年 2 月 28 日。

去年夏天劳累后，贪凉冷浴，随即右下肢疼痛。经 3 个月治疗，症状消失。6 天前又出现右臀部向下抵足背部疼痛凉麻，行走困难，怕凉，足着凉地如触电难忍，夜间痛甚。舌质、苔无明显变化，脉弦紧。

证属风寒湿痹。治以温经散寒，活血柔筋，通络止痛。

处方：制川乌　制草乌各 9g　淫羊藿 15g　独活 21g　钻地风 18g　当归 30g　薏苡仁 30g　鸡血藤 30g　黄芪 30g　白芍 15g　丹参

30g 木瓜21g 川牛膝12g 甘草9g 白酒250ml，泡诸药8小时后加水煎服

二诊（5月18日）：上方服6剂症状消失。自述近日因受寒上症复作，但较前轻。嘱其依方继服5剂。

三诊（5月23日）：来述，症状全消。

2年后随访，未复发。

按： 此证属风寒湿痹（寒偏胜），虽经治疗症状消失，但邪未尽除，容易复发。遇寒发作，局部怕凉，足着凉地如电击，寒胜已明。故用川乌、草乌、淫羊藿、独活、白酒祛寒湿，散风邪；钻地风、薏苡仁、木瓜除风湿，舒筋络；重用当归、丹参、鸡血藤、白芍活血养血、柔筋止痛；黄芪益气扶正。诸药配合，祛邪扶正兼顾，使反复发作之病得以根除。

案例3 钟某某，男，39岁，农民。

初诊：1978年7月26日。

6年前烧窑出砖时，突感左臀部热痛，一瞬即解。又劳动片刻，左臀向下至膝部、小腿外侧及足面处持续疼痛，沉困麻木，长期不解。劳累后痛增，与气候变化无明显关系。经治2年余，症状基本消失。去年春季，因冷水洗腿，旧病复发。初起小腿沉麻，继而大腿及臀部持续疼痛，侧卧受压及劳累后疼痛加重，治不见效。今年春季，因劳累疼痛增加，每行走0.5~1km必须休息，否则疼痛麻沉难忍。

检查：直腿抬高试验阳性。足背伸试验弱阳性。

证属寒湿痹阻。治以散寒除湿，活血通络。

处方：当归15g 鸡血藤30g 熟地30g 毛姜30g 川断30g 黄芪30g 薏苡仁30g 制川乌9g 制草乌9g 香附30g 甘草6g 川牛膝15g 千年健15g

10剂，水煎服。

二诊（8月6日）：上方连服10剂后，疼痛消失，但小腿仍有麻沉感。依上方加淫羊藿18g，继服5剂。

三诊（8月13日）：症状基本消失。改服痹证丸，每次服80

粒，每日3次，连服10天，巩固疗效。

按：素有痼疾，正气虚弱，复受阴寒水湿侵袭，而致病。故用制川乌、草乌散寒止痛；薏苡仁、千年健、川牛膝除湿通络以祛邪；当归、鸡血藤、香附、黄芪活血养血，益气理气；毛姜、川断补肝肾、强腰膝以扶正；淫羊藿补肾壮阳，治腰膝无力。诸药配合，故能奏效。

案例4 张某某，男，32岁，农民。

初诊：1981年12月15日。

左下肢从胯至足跟间歇性走窜痛月余。1个月前由于汗出伤风，数日后感到左腿后侧走窜痛。曾服吡罗昔康片，又经针灸治疗，症状不减。近日走窜痛伴有沉困感较前有增，持续不解。遇冷或过度活动疼痛加重，得热则舒，晨起疼痛较甚，活动后稍舒。舌质淡、有齿痕、苔薄白，脉弦。

证属风寒湿痹（寒湿偏胜）。治以散寒除湿祛风，活血理气止痛。

处方：老鹳草30g　青风藤30g　制川乌9g　制草乌9g　香附30g　当归30g　丹参30g　川牛膝9g　白术30g　薏苡仁30g　木瓜30g　草薢30g　甘草12g

3剂，水煎服。

二诊（12月20日）：服上药后症状有减，但仍有走窜痛，以小腿后侧、臀部为甚。舌、脉同前。服药后觉头晕。上方加淫羊藿15g，继进3剂。

三诊（12月28日）：用药后，沉痛、怕凉消失，安静时无所苦，动则微痛，久蹲后站立仍困难，用力伸腿时环跳穴处疼痛。头晕同前。舌质红、苔薄黄，脉细数。上方去川草乌，加白芍30g，忍冬藤30g，继进3剂。

四诊（1982年1月5日）：除劳累后左下肢稍酸外，别无不适。改服痹证丸，每次服80粒，1日3次，连服5天。

按：劳累后汗出，腠理空疏，风邪乘虚而入。风善行，故走窜痛。遇冷则甚，得暖则舒，怕凉，早晨重为寒证，湿性重浊，故患肢沉重。气血瘀滞不和，故活动后稍舒，过度活动气血伤耗则疼痛加重。舌淡有齿痕为脾虚之象。方中以制川乌、草乌温经散寒；老鹳草、青风藤祛风湿通经脉；当归、丹参、香附活血养血；川牛膝祛风湿，活血通经络，引药下行；薏苡仁、白术、萆薢健脾利湿；木瓜、甘草柔筋缓急止痛。服药后头晕乃辛燥助阳之药升腾之故，但因初诊时寒湿之象偏盛，故未用白芍，后见舌红，脉细数，有化热之象，选用白芍抑阳养阴，柔肝止痛，用之必应。

案例5 王某某，女，36岁，农民。

初诊：1982年3月6日。

腰腿胀麻沉痛9年余，每因劳累或气候变化而发作。发作时先由左臀部，逐渐波及左大腿后侧，经腘窝放射至小腿后外侧、足背外侧和足趾。咳嗽、行走均使疼痛加剧。且伴膝关节屈曲不能伸直，不能左侧卧位及转侧。得热稍舒，遇寒则剧，经治无效。近日复发，症状同前。舌苔薄白，脉沉弦。

检查：直腿抬高试验阳性，左环跳穴处有压痛，并向同侧下肢放射。

证属寒湿凝滞，经络受阻，气血运行不畅（坐骨神经痛）。治以散寒祛湿，活血通络。

处方：丹参30g　白芍30g　薏苡仁30g　威灵仙30g　秦艽15g
制川乌9g　制草乌9g　老鹳草30g　独活24g　蜈蚣3条　香附30g
川牛膝9g　甘草9g

水煎服。

二诊（4月10日）：上方略有加减，共服12剂，症状基本消失。改服痹证丸，每次服80粒，1日3次，连服20天，巩固疗效。

按：因病久，痰凝血滞脉络，故选蜈蚣搜经络顽痰死血，效甚捷。

案例6 阎某某，女，40岁，农民。

初诊：1981年12月25日。

自述1年来左腿后侧从髋部至足跟部肌肉痛。久站、负重或少量运动,沉胀疼痛加重,且有麻木感。舌苔白滑,脉沉细无力。

证属风寒湿痹。治以祛风除湿,活血通络。

处方:当归30g 丹参30g 鸡血藤30g 老鹳草30g 萆薢30g 独活30g 透骨草30g 钻地风30g 川牛膝12g 木瓜30g 薏苡仁30g 香附24g

水煎服。

二诊(1982年1月3日):服上药5剂后,症状减轻。久站或活动时沉、胀、痛时间缩短,但麻感不减。按上方继服5剂。

三诊(1月8日):左腿胀、沉、痛基本消失,惟左足跟久站后稍有麻感。脉沉无力。上方加黄芪30g。继服5剂,以助正气,巩固疗效。

按:根据湿性趋下的病理,足部沉胀不适,无论兼证如何,均当祛湿为主。本案治疗中偏重祛湿而收效满意,就是这个道理。

案例7 聂某某,女,40岁,农民。

初诊:1982年8月5日。

左下肢疼痛2个月余,沿坐骨神经分布区向下呈放射性疼痛,且小腿外侧与足面有麻木感,时轻时重。下午和遇劳累则症状加重。近日因劳累而引起疼痛加剧,行走困难。舌质淡红,脉弦。

检查:左侧腰及臀部均有触压痛,按压环跳穴部沿坐骨神经分布向下放射痛。直腿抬高试验阳性。

证属风湿之邪痹阻经络,气血虚弱,筋脉失养。治以祛风除湿,舒筋活络,益气养血。

处方:威灵仙18g 秦艽18g 千年健21g 钻地风30g 透骨草30g 川牛膝9g 木瓜30g 白芍30g 当归30g 川芎12g 香附18g 黄芪30g 甘草9g

水煎服。

二诊(8月15日):上方共服9剂,疼痛基本消失,行走较便,直腿抬高试验阴性。但足面仍有麻木感,且伴酸沉乏力不适。此乃阳气虚,湿邪尚存,在原方去白芍、秦艽,加淫羊藿12g,白术30g,继服5剂。

1个月后随访，病已愈。

按：正气损伤，复感外邪，风湿之邪痹阻经络，气血凝滞，经络阻塞，不通则痛。下午较重，与前半天活动较多，耗伤气血、正气不足有关。劳累则痛增，乃劳累后必伤气血，气血虚弱，筋脉失于濡养，气血更难通达之故也。治以祛风除湿，舒筋活络与益气养血并重，尤以大量白芍、木瓜舒筋缓急止痛，效果甚佳，治此症重用之每获良效。

（二）风湿热型

案例1 黄某某，女，52岁，农民。

初诊：1979年12月12日。

去年冬天因挖河劳累汗出复受风寒，腰及右下肢疼痛持续不解，逐日加重。最近1个月来步履困难，生活不能自理。经省、地区人民医院确诊为坐骨神经痛。中医及西医多方治疗效果欠佳，每天必服止痛片，痛方可忍。舌质稍红、苔薄白，脉弦数。

检查：形体消瘦，步履艰难，表情痛苦，疼痛沿大腿后部向下放射至小腿外侧及外踝部，足面有麻感。直腿抬高试验阳性。

实验室检查：血红蛋白105g/L，红细胞计数5.25×10^{12}/L，白细胞计数15×10^9/L，嗜中性粒细胞0.8，淋巴细胞0.18，嗜酸性粒细胞0.02。血沉2mm/h。

证属正虚邪侵，寒湿化热，治以清热利湿，活血养血。

处方：当归18g　白芍18g　川牛膝15g　生地18g　忍冬藤90g　秦艽18g　独活12g　败酱草30g　黄芪30g　香附21g　甘草9g

3剂，水煎服。

二诊（12月18日）：腰腿疼痛大减。依方继服3剂。

三诊（12月21日）：腰腿疼痛基本消失，生活自理，并能担负部分家务劳动。惟腰及右膝以下酸沉。上方略作加减继服。

2个月后告知，共服上药12剂，症状完全消失。

按：腰腿痛虚证多责之肾，但本例气血不足明显，故以活血养血，清热利湿为主，佐黄芪益气扶正而愈。

案例2 蔺某某，女，47岁，农民。

初诊：1982年4月9日。

平素体健，3天前因家务活繁重，劳累过度，引起腰部及左下肢疼痛，逐日加重，由腰臀部起，沿大腿后侧、小腿后外侧经外踝到足趾，酸重疼痛，抽紧拘急，不能站立。屈下肢则稍舒，腰骶椎左侧有压痛，咳嗽、弯腰均致痛增。用手稍按头部作脊柱前俯势，疼痛难忍，拒绝检查。舌质淡、苔薄白，脉弦数。

证属气血瘀滞，湿趋化热（根性坐骨神经痛）。治以活血通络，佐清热祛湿。

处方：当归30g　丹参30g　鸡血藤30g　白芍30g　忍冬藤60g　白花蛇舌草30g　秦艽12g　木瓜21g　威灵仙18g　延胡索12g　川牛膝18g　甘草9g

3剂，水煎服。

二诊（4月13日）：服上药1剂，症状即减。3剂服完疼痛大减。现已能站、坐、行走，但在咳嗽、弯腰时腰部及左下肢仍隐痛。舌脉无明显异常。血常规检查，在正常范围内。改服化瘀通痹丸，每次服50粒，1日3次，连服3天，巩固疗效。

按：弯腰屈膝过久，局部脉络受损，气血循行不畅，风寒湿邪乘虚侵入，与体内积热搏结，瘀阻脉络，气血运行受阻，而出现上述诸症。治以调理气血、清热通络为主。由于病程短，故投数剂，诸症即除。

案例3 李某某，女，55岁，农民。

初诊：1978年11月2日。

去年冬，感觉右小腿外侧疼痛，逐渐加重，持续不解。右臀部亦感疼痛，并向同侧下肢放射。劳动过度则痛增，近日较剧，活动受限。舌质偏红、苔薄黄，脉沉细数。

检查：右下肢肌肉显著萎缩。

证属湿热阻滞，气血不和。治以清热除湿，活血通络。

处方：当归30g　丹参30g　鸡血藤30g　忍冬藤90g　独活30g　薏苡仁30g　防己18g　香附30g　川牛膝12g　甘草9g

水煎服。

二诊（11月25日）：上方服第1剂即效，共服9剂，疼痛消失，肌肉萎缩亦有恢复，脉仍稍沉细。照上方继进5剂，巩固疗效。

按：患病年余，疗效甚捷。本案下肢萎缩，未选用常规治痿之剂，却使痿得恢复，此乃湿瘀为患，局部脉络阻滞，气血不荣而致。方以除湿活血通络，使气血流畅，局部肌肉得养，萎缩自复也。

案例4 米某某，女，22岁，农民。

初诊：1980年4月5日。

右腿无明显原因阵发性麻木疼痛已月余。其麻木热痛先由右臀部逐渐向下延至腘窝、右小腿外侧及足趾。呈阵发性，一般半小时后可自行缓解。发作时，按压及接触患部则痛剧。午后痛较轻，远行时痛增，休息后痛、麻俱减。病情与气候变化有关。舌质淡红，脉弦细稍数。

检查：直腿抬高试验阳性，触按第4、5腰椎向右旁开3cm处有压痛，且向同侧下肢放射。

证属风湿热痹。治以祛风除湿清热，活血通络。

处方：当归30g 丹参30g 忍冬藤90g 独活30g 秦艽18g 海风藤30g 川牛膝12g 木瓜21g 香附30g 甘草9g 黄芪30g

3剂，水煎服。

二诊（4月8日）：服上药3剂，症状减轻。依上方继服。

三诊（4月11日）：又服3剂，疼痛基本消失。直腿抬高试验阴性，触按第4、5腰椎右侧（原来的压痛点）已不觉疼痛。效不更方，继进3剂，巩固疗效。

按：阵发性走窜痛，属"风痹"的范畴，每次发作感觉热痛，说明此为风热，故用上方，数剂收效。

（三）瘀血型

案例1 赵某某，男，30岁，现役军人。

初诊：1982年5月6日。

1个月前因打篮球，不慎闪腰，随致腰痛难忍，行走困难。次日晨起疼痛从腰部沿坐骨神经分布区经右侧大腿后侧、小腿外侧向下放射，并伴有酸麻感。其症状逐渐加重；遇凉痛增，经治无效。舌质淡、苔薄白，脉沉弦。

检查：腰不能挺直，活动受限。直腿抬高试验阳性，第4、5腰椎右侧压痛明显。

证属瘀血挟有风寒湿邪。治以活血止痛，祛风散寒。

处方：当归30g　丹参30g　鸡血藤30g　延胡索12g　白芍45g　香附18g　制川乌9g　制草乌9g　秦艽12g　威灵仙30g　青风藤30g　川牛膝9g　木瓜18g　甘草9g

3剂，水煎服。

二诊（5月9日）：服上药3剂，右下肢疼痛消失，酸沉不适也减，但腰部仍酸困疼痛。此时瘀血外邪已去大半。腰为肾之府，治以强肾为主，化瘀祛邪为辅。

处方：桑寄生30g　熟地30g　杜仲18g　川断30g　巴戟天30g　毛姜30g　白术60g　川牛膝9g　独活30g　香附30g

3剂，水煎服。

三诊（5月13日）：服第1剂5分钟，觉口周麻木，半小时许自行消失。服第2剂后，腰痛大减。3剂服后，疼痛消失。现腰部仅有酸沉感。肾气已复，余邪尚存，治以祛湿为主。

处方：草薢30g　薏苡仁30g　白术60g　木瓜30g　独活30g　钻地风30g　透骨草30g　青风藤30g　川牛膝9g　香附30g

3剂，水煎服。

四诊（5月17日）：服上药3剂，诸症皆消失。为巩固疗效，拟以补气血、健脾为主。

处方：黄芪30g　当归18g　茯苓12g　白术18g　薏苡仁30g　木瓜18g　老鹳草21g　香附18g

3剂，水煎服。

1个月后来述，病已痊愈，未复发。

按：闪挫损腰，血脉凝涩，经络阻滞，"不通则痛"。此症本应三五日内而愈，却长至月余，可知并非单纯损伤。根据其遇凉痛增，知其合有风寒湿邪，故先消瘀祛邪，继而强肾养筋。后仍酸困重着，是湿邪未去，故再拟祛湿为主之剂，3剂则酸、重、胀全消。最后用益气养血之法。巩固疗效。本证属西医学中的坐骨神经痛，以辨证施治方法亦能较快使症状消失。

案例2　张某某，男，46岁，干部。

初诊：1982年1月10日。

右腿走窜疼痛6天。初觉右腘窝痛，继而右足及趾麻木，小腿憋胀，疼痛从髋关节至足趾，走窜不定，发作无规律，时轻时重，轻者几分钟，重者长达数小时。痛甚时不能行走，夜间难以入眠。右下肢皮肤温度低于左下肢，两侧足背动脉搏动相等。舌质紫暗有斑点、苔腻，脉弦涩。

证属瘀血凝滞，气血不畅。治以祛风活血通络。

处方：透骨草30g　老鹳草30g　钻地风24g　赤芍18g　淫羊藿12g　薏苡仁30g　当归30g　丹参30g　鸡血藤30g　川牛膝9g　木瓜18g　香附30g

水煎服。

二诊（2月9日）：上方连服9剂，症状基本消失。嘱其改服痹证丸，每次服50粒，1日3次，连服20天，巩固疗效。

按：痹证多持续性疼痛。亦有时作时止，发则痛苦异常，止则犹如常人。引起阵发性疼痛的机制，应根据古人"痛则不通、不通则痛"的道理进行解释。病邪侵袭，如较轻，通过机体调节，气血运行尚能畅利，则疼痛较轻或不疼。反之，病邪超过了人体的调节能力，使经络壅滞不通，则感觉疼痛。所以一般来说，疼痛时作时止者，病较轻浅，治疗容易。持续疼痛，病多深重，治疗亦难。

案例3　张某某，男，40岁，农民。

初诊：1982年4月2日。

1个月前因弯腰抱孩子扭伤腰部，遂致腰痛不能挺直。此后，局部怕凉，多夜间痛甚，已失去劳动力，经治疗效果不佳。现除腰痛外，右大腿后侧及有小腿外侧沿坐骨神经循行部位疼痛，行走困难。压迫承山穴或用厚被子覆盖患肢，疼痛可减轻。2年前有腰扭伤史，已治愈。舌质淡、苔薄白，脉沉弦。

检查：第4、5腰椎右侧压痛明显，直腿抬高试验阳性。

证属血瘀内留，寒邪滞络，兼有肾虚。治以活血散寒，通络，强肾。

处方：川断30g　杜仲15g　当归30g　丹参30g　鸡血藤30g　威灵仙30g　秦艽12g　透骨草30g　老鹳草30g　川牛膝30g　木瓜18g　香附30g

5剂，水煎服。

外用痹证膏1张贴腰部。

二诊（4月7日）：现骑自行车25km来诊。自述腰腿痛大减，但服药后感到恶心，约半小时可缓解。检查：右侧腰部压痛消失，左侧微有压痛。舌淡红，脉稍弦。照上方继服3剂。

三诊（4月11日）：已能参加劳动。劳累时右小腿后外侧中段仍疼痛，脊背觉不适，服药后仍感恶心。舌质淡、苔薄白，脉沉弱。上方加白术30g，继服3剂。

四诊（4月17日）：症状基本消失，劳动时觉腰软无力。休息片刻即缓解。右小腿有拘急感。服药后未出现恶心。守方继进3剂，嘱其隔日服1剂。

五诊（4月23日）：腰软无力，右坐骨结节部微有不适。舌、脉同上。瘀血行散，邪已被祛，拟补肾强腰膝为主。

处方：熟地30g　巴戟天18g　川断30g　杜仲12g　狗脊30g　桑寄生30g　独活20g　老鹳草30g　川牛膝18g　木瓜18g　香附21g

5剂，水煎服，隔日1剂。

六诊（5月10日）：患者来告知，症状全部消失。

按：本案用强肾活血祛邪之剂，虽症减，但服药后恶心。根据舌脉，诊为中湿未除，胃虚不受，加白术30g，燥湿健脾胃，恶心即止。由此可见，病有病位，药有达所，上方燥烈之药虽多，但皆不治中焦之湿，白术既除湿健脾，又可消腰膝间瘀血，选之妙也。

案例4　崔某某，男，36岁，营业员。

初诊：1982年5月6日。

3个月前因闪扭而致间歇性腰痛，发作时疼痛剧烈，坐卧不安，腰部不能挺直，常因寒凉或咳嗽，走路姿势不当而发作。今晨因起床不慎，又发作。疼痛由第4、5腰椎左侧沿左侧坐骨神经分布区向下放射至足，弯腰时痛甚，小腿外侧胀麻，足底有凉麻感。舌质淡、苔薄白，脉弦。

实验室检查：白细胞计数 $11 \times 10^9/L$，嗜中性粒细胞0.5，淋巴细胞0.5。

证属血瘀痹阻，感受外邪。治以活血通络，散寒除湿，佐以强肾。

处方：独活30g　制川乌12g　制草乌12g　当归30g　丹参30g　鸡血藤30g　制乳香9g　制没药9g　桑寄生30g　杜仲30g　木瓜18g　川牛膝18g　香附18g　甘草9g　蜂蜜60g, 另冲

3剂，水煎服。

二诊（5月9日）：疼痛减轻，余症同上。依上方加草薢30g，继进3剂。

三诊（5月17日）：疼痛明显减轻。环跳穴处尚有微痛，小腿仍有酸胀，足部麻。舌、脉无明显异常。二诊方加老鹳草30g，继投3剂。

四诊（5月21日）：除下肢稍觉胀、麻外，余症消失。改服痹证丸，每次服80粒，1日3次，连服15天。

1个月后来述，症状全部消失。

按：本案瘀血留滞，招邪痹络，故循常法活血通络祛邪而病愈。治下肢痹证，川牛膝是必备之品。因其性味甘、苦、酸，平，不忌寒证、热证，又因其善行下肢，能引诸药下行，有"无有牛膝不过膝"之说。同时也强筋骨、祛风湿、活血通络。故为治下肢痹证之良药。

二、下肢内侧

（一）风寒湿型

案例1　孙某某，男，46岁，农民。

初诊：1980年5月24日。

2年前因在冷水中长期浸泡，引起大腿根及小腿肚酸胀疼痛，至

今不愈。舌、脉无明显变化。

证属风寒湿痹。治以祛湿散寒，益气活血。

处方：黄芪90g　木瓜18g　薏苡仁30g　防己9g　香附18g
独活18g　丹参30g　川朴9g　黄酒60ml，另冲服

3剂，水煎服。

二诊（5月29日）：大腿根处已不酸，但向下仍有胀痛感。此为湿邪下趋，另拟利湿活血。

处方：当归30g　赤芍30g　丹参30g　香附30g　防己21g　木瓜21g　薏苡仁30g　独活21g　苍术18g

3剂，水煎服。

三诊（6月2日）：服上药3剂，诸症尽消，再投3剂，巩固疗效。

按：因受寒湿，且病在下肢，以酸、胀、痛为特征，故治以除湿为主。经治虽大腿根处酸感已除，但向下仍胀痛，乃湿邪未除，故加大剂量，另投苍术。从而说明只要认证确切，猛投大剂，每能取效。

案例2　张某某，女，48岁，家庭妇女。

初诊：1980年7月24日。

左大腿内侧阵发性疼痛20余天。疼时向下放射至足部。屈曲左下肢伴有酸、沉、热感，局部皮色不变，功能活动受限，同时，伴有失眠、多梦、乏力、纳差等症。舌质偏红、苔薄白，脉弦细。

证属风寒湿痹，兼气阴两虚。治以祛邪通络，益气养血。

处方：黄芪30g　当归21g　丹参30g　木瓜18g　秦艽12g　香附18g　川牛膝9g　枣仁30g　麦冬12g　夜交藤30g　甘草9g
水煎服。

二诊（8月25日）：共服6剂，诸症消失。

按：大腿内侧属足三阴经循行部位，舌、脉合参，属气阴两虚，风湿之邪郁于阴经，以川牛膝、木瓜、秦艽祛风除湿，舒筋活络，佐枣仁、麦冬、夜交藤养心安神，当归、丹参、香附益气活血养血。邪去正复，痹证自愈，余证随之也解。

案例 3 景某某，男，24 岁，干部。

初诊：1982 年 2 月 9 日。

右大腿内侧隐痛（无明显诱因）8 天。外展时内侧有牵掣、沉重、疼痛感，但尚可工作。从昨日起疼痛加剧，右下肢不能负重，外展受限，需持拐而行。

检查：局部无红肿热象，内收肌有触压痛。舌质淡、苔薄白，脉弦。

证属风湿内侵，痹阻脉络。治以祛风除湿通络，舒筋缓急止痛。

处方：当归 18g　白芍 30g　木瓜 30g　秦艽 12g　老鹳草 30g 独活 30g　透骨草 30g　萆薢 18g　薏苡仁 30g　香附 18g　川牛膝 9g 甘草 9g

3 剂，水煎服。

二诊（2 月 16 日）：来述上方服 3 剂后，症状基本消失，依方又服 3 剂，症状全消。

按：本案病程虽短，但发病迅速，疼痛较剧烈。以证求因，为风寒湿邪外侵，气血运行受阻，筋脉失养所致。就三邪而论，牵掣痛虽多见于寒，但综观全局，应从风湿论治，法以祛风除湿，舒筋活络，通痹止痛，使邪去血活，痹证解。

案例 4 李某某，男，18 岁，学生。

初诊：1982 年 2 月 23 日。

2 个月前因长途拉架子车，劳累过度，两下肢酸困疼痛，局部怕凉，活动受限，数日后左下肢自愈如常，而右腿持续疼痛，时而走窜，以大腿前内侧为甚，至今未消。舌、脉无明显变化。

证属劳伤正气，风湿留滞，气血运行不畅。治以祛风除湿，活血通络。

处方：当归 18g　鸡血藤 30g　透骨草 30g　独活 18g　海风藤 18g　老鹳草 30g　川牛膝 9g　木瓜 30g　香附 18g　黄芪 18g　甘草 9g

5 剂，水煎服。

二诊（3月1日）：上方服5剂疼痛大减，已能步行2km。守方继服6剂。

三诊（3月9日）：服药后症状消失，仅在激烈活动时略感酸痛。改服痹证丸，每次服60粒，1日3次，连服10天，巩固疗效。

按：长途跋涉，出现下肢酸沉疼痛，乃由气血过耗，筋脉暂失濡养，气机紊乱，壅滞不通而成。此不属痹证，待休息后，气血恢复，症状可除。而久不愈者，必因正虚受邪而成痹证，循治痹常法，疗效也佳。

案例5 吴某某，女，43岁，农民。

初诊：1980年1月6日。

左股四头肌酸沉疼痛20余天。初起左大腿酸困，休息后好转。近日症状逐渐加重，虽不肿不热，局部无明显压痛，但行走、站立时，则酸、痛感增剧，并伴全身乏力。舌、脉无明显变化。

证属风寒湿痹。治以益气健脾，祛邪通络。

处方：当归21g　丹参30g　鸡血藤30g　黄芪60g　白术30g
淫羊藿12g　木瓜18g　独活20g　秦艽18g　川牛膝12g　香附30g
甘草9g

3剂，水煎服。

二诊（1月10日）：上方服3剂，症状大减，嘱其照方继服3剂。

三诊（1月16日）：来述症状已消失，上方略作加减，再进3剂，巩固疗效。

按：酸痛为风湿；行走、久站疲劳乏力，酸痛加重，属正气虚弱。用当归、丹参、鸡血藤，"治风先治血"；黄芪补气养血；脾主肌肉，肌无力用白术健脾除湿；木瓜、秦艽、独活、淫羊藿祛风湿，治腰膝无力；香附理气解郁，气行则血行，血行而邪除。

（二）瘀血型

案例1 和某某，男，52岁，农民。

初诊：1981年5月2日。

半月来，因久蹲劳累致左下肢大腿内侧肌肉胀痛、酸、沉、麻木不适，休息5天症状不减，睡卧、行走、转侧均感困难。舌、脉正常。

检查：局部皮色不变，左股内收肌有压痛。

证属血虚挟瘀，招邪侵袭。治以活血养血，祛邪通络。

处方：当归30g　丹参30g　白芍30g　生地18g　木瓜18g　透骨草30g　千年健12g　秦艽12g　制乳香9g　制没药9g　香附18g　甘草9g

3剂，水煎服。

二诊（5月6日）：患者特来告知，服第1剂后痛、胀、酸、麻等症明显减轻。第2剂服后，诸症均消失。3剂服完已无任何不适。

按：本证明显为劳损，筋脉失养成疾。青年患者，经休息气血得充，即时可愈。老年体弱者，气血亏乏，往往数日方能恢复。本证以大剂量四物汤为主，养血柔筋，佐以制乳香、制没药、香附调气活血定痛。芍药、甘草缓急止痛，用之效若桴鼓。

案例2　张某某，男，14岁，学生。

初诊：1980年2月9日。

3个月前上体育课时，作跳、跑等运动，两大腿前侧及小腿后侧突然酸痛，此后时轻时重，每因劳累或气候变化，酸痛尤甚，至今未愈。舌质紫暗、苔薄白，脉弦。

检查：局部有压痛。

证属瘀血留滞，外邪侵袭。治以活血通络，祛邪止痛。

处方：当归30g　丹参30g　鸡血藤60g　透骨草18g　独活12g　木瓜18g　延胡索12g　香附21g　白芍21g

水煎服。

二诊（2月24日）：依上方共服12剂，除劳累过度时有轻微酸痛外，余无不适。改服化瘀通痹丸，每次服40粒，1日3次，连服10天，巩固疗效。

按：素体较弱，加之跳跑运动损伤筋肉，复感受外邪，经脉气血瘀滞不通，故呈酸痛。治以理气活血，祛邪通络止痛。当归、丹参、鸡血藤、延胡索、白芍、木瓜活血养血，舒筋通络。余药祛风湿，温经络，理气止痛。邪去血活络通，痹证自愈。

案例3 何某某，男，18岁，学生。

初诊：1981年7月22日。

因夜间起床受凉，两腹股沟处交替疼痛，已1个月余。初痛较轻，逐渐加重。近1周来疼痛较甚，朝轻暮重，已不能行走，曾用中西药及针灸等治疗，效果不佳。舌质紫暗，脉弦。

检查：两腹股沟处有明显压痛，局部无红肿，无结节。

证属内有瘀血，复受风寒湿邪。治以活血祛瘀，祛邪通络。

处方：当归30g　川芎15g　鸡血藤30g　白芍30g　延胡索9g　香附18g　制乳香9g　制没药9g　川牛膝9g　木瓜18g　钻地风30g　秦艽12g　制川乌12g　制草乌12g

3剂，水煎，配60g蜂蜜同服。

二诊（7月27日）：上方服3剂，疼痛大减，已能下床行走，但不能下蹲和做其他活动。照方再进3剂。

9月1日来述，病已痊愈。

按：此案无明显致瘀原因。只根据"夜间痛甚，舌质紫暗"，诊断证属瘀血，以活血化瘀为主，收到良好效果。

三、膝关节

（一）风寒湿型

案例1 李某某，男，18岁，农民。

初诊：1981年7月13日。

右膝关节肿胀，持续疼痛已8个月。近日肿胀疼痛加重，遇气候变化尤甚，膝关节不能伸直。

检查：右膝浮髌试验阳性（内有中等量液体），局部不红不热。舌质淡、苔白腻，脉滑。

实验室检查：血红蛋白69g/L，红细胞计数3.45×10^{12}/L，白细胞计数8×10^9/L，嗜中性粒细胞0.66，淋巴细胞0.34。

证属风寒湿痹（寒湿偏胜）。治以祛风除湿，活血通络。

处方：草薢30g　薏苡仁30g　防己12g　木瓜18g　川牛膝9g　制川乌9g　制草乌9g　独活18g　钻地风18g　千年健12g　香附18g　当归15g　丹参30g　青风藤18g

3剂，水煎服。

二诊（7月17日）：服上药3剂，症状无明显变化。上方继服3剂。

三诊（7月20日）：服药后疼痛减轻，肿稍消，但伸腿时有抽掣样痛感，纳差，舌、脉正常。按上方继服，隔日1剂。

四诊（7月26日）：右膝关节肿已全消，浮髌试验阴性。痛大减，惟有腘窝处疼痛，自觉筋短，膝关节不能伸直，纳差。肝主筋，肝血虚，筋脉失养则挛急而短缩。今邪已除大半，另拟养血柔筋为主，兼祛邪通络之剂。

处方：当归18g　白芍30g　木瓜30g　薏苡仁30g　透骨草30g　秦艽15g　香附18g　老鹳草30g　甘草9g

3剂，水煎服。

五诊（8月2日）：腿已能伸直，可进行轻微活动，但仍有酸困感。改服痹证丸，每次服80粒，1日3次，连服20天，巩固疗效。

半年后随访，病已痊愈。

按：证属风寒湿痹，以寒湿为甚。初服3剂，效不明显。因为病久，温化之力不足，故难速效。6剂后才使湿去、肿消。筋短乃湿邪久恋，阻滞经脉，筋失血养之故。以大量当归、白芍养血柔肝；木瓜祛湿舒筋；薏苡仁、透骨草、老鹳草除湿治筋脉挛急而得效。

案例2　李某某，女，37岁，农民。

初诊：1979年12月29日。

右膝关节持续肿胀疼痛，遇凉加重4个月余。现在右膝关节伸屈受限，步履困难。舌正常，脉沉细。

检查：局部皮色不变，不红不热。

证属风寒湿痹（湿邪偏胜）。治以祛风除湿，活血通络，佐以扶正。

处方：黄芪60g　当归18g　丹参30g　鸡血藤30g　草薢30g

防己 18g　　独活 30g　　钻地风 30g　　木瓜 24g　　川牛膝 12g　　香附 21g
透骨草 30g

6 剂，水煎服。

二诊（1980 年 1 月 9 日）：照上方服 6 剂，疼痛大减，肿已显消，行走较便。守方继服 5 剂。

三诊（1 月 16 日）：疼痛消失，但仍微肿。改服痹证丸，每次服 80 粒，1 日 3 次，连服 20 天。

1 年后来述，病已痊愈。

按：此证湿胜，以草薢、防己、独活、钻地风、透骨草祛风湿为主；木瓜、香附理气舒筋；黄芪、当归、丹参、鸡血藤益气活血行痹。疼痛消失后，肿未消为湿邪留恋之故，继服丸药 20 天痊愈。

案例 3　张某某，女，20 岁，干部。

初诊：1981 年 11 月 25 日。

双膝关节疼痛，时发时止 3 年余，病因与 3 年前常用凉水冲洗腿脚有关。现双膝关节交替酸痛（西医学称之"多发性游走性大关节痛"），局部怕凉，遇劳则甚。舌、脉无明显异常。

证属风寒湿痹。治以温阳散寒，活血通络。

处方：淫羊藿 30g　　制川乌 9g　　制草乌 9g　　钻地风 30g　　千年健 18g　　独活 30g　　鸡血藤 30g　　当归 18g　　丹参 30g　　草薢 30g　　木瓜 18g　　川牛膝 9g　　香附 18g

3 剂，水煎服。

二诊（11 月 28 日）：服上药后，酸痛基本消失。效不更方。继进 3 剂。

三诊（12 月 2 日）：近几天气候较寒冷，且又劳累，症状也未反复，自述病已痊愈。改服化瘀通痹丸，每次服 50 粒，1 日 3 次，连服 10 天，巩固疗效。

按：膝关节怕凉，遇劳累痛甚，时作时止已 3 年，证属虚寒。两膝关节交替酸痛为风湿。故采用温经散寒，活血祛风湿而奏效。此虽为虚证，但患者年轻，体质素壮，以祛邪为主，加淫羊藿、当归等温阳、养血之品即可。

案例4　毛某某，男，43岁，干部。

初诊：1978年12月6日。

右膝关节疼痛，时轻时重，已10年余。近3年来，右膝关节外侧股骨外髁处持续肿胀疼痛，遇冷或气候变化加重，久治无效。舌质淡，苔薄白，脉沉弱。

证属风寒湿痹。治以散寒祛风除湿，益气养血通络。

处方：黄芪20g　当归15g　丹参30g　制川乌9g　制草乌9g　独活18g　老鹳草30g　薏苡仁30g　萆薢12g　苍术12g　香附15g　川牛膝9g　甘草9g　白酒250ml，用酒浸泡诸药8小时后，再加水适量，煎服

二诊（12月29日）：上方共服20剂，肿消痛止。

2年后随访，未复发。

按：病程10年，肿痛固定在下肢，气候变化及遇凉疼痛加重，属正虚邪胜（寒湿偏胜）。用黄芪、当归、丹参益气养血活血；制川乌、制草乌、独活、白酒温经通络，散寒止痛；老鹳草通络治筋骨痛；薏苡仁、萆薢、苍术利湿消肿；香附解郁；川牛膝引药下行；甘草调和诸药。服后正气得复，络通寒散湿除而病愈。

案例5　郝某某，女，48岁，农民。

初诊：1982年2月10日。

12年前妊娠期间，因长途跋涉劳累致小产，此后双膝持续酸沉疼痛，昼重夜轻，遇劳累痛增，休息后痛减，以致丧失劳动能力。近日又因劳累，双膝持续酸沉疼痛加重。舌正常，脉沉细。

证属气血虚弱，风湿阻痹。治以益气养血，祛风除湿，活血通络。

处方：当归30g　黄芪30g　鸡血藤30g　仙茅12g　老鹳草30g　川牛膝9g　木瓜18g　独活30g　秦艽30g　土茯苓30g　香附21g　甘草9g

6剂，水煎服。

二诊（2月19日）：上方服6剂，沉痛稍减。依上方继服。

三诊（3月1日）：上方又服6剂，症状明显减轻。改服痹证丸，每次服80粒，1日3次，连服15天。

四诊（4月10日）：症状基本消失，近日已能操劳家务，无不适感。嘱继服痹证丸，用法同前。

按：分析病因病史，属虚证无疑。正虚疾痼，难以速除，必须缓缓图之，守方治疗40余天而收良效。

案例6 张某某，男，17岁，学生。

初诊：1979年5月10日。

双膝关节持续疼痛，局部微肿已半年。近日症状加重且有沉重感。舌苔白腻，脉沉缓。

证属风寒湿痹（湿偏胜）。治以祛风除湿，活血扶正。

处方：丹参18g　黄芪30g　薏苡仁30g　草薢21g　苍术18g　独活18g　秦艽18g　川牛膝9g　木瓜18g　香附24g　甘草9g

3剂，水煎服。

二诊（5月17日）：服上方3剂，疼痛减轻，肿已显消。照上方继服3剂。

三诊（5月22日）：照上方又进3剂，痛已消失，但左膝关节仍有微肿。嘱其照方继服。

四诊（5月29日）：基本痊愈，再进3剂，巩固疗效。

2年后随访，未复发。

按：双膝关节肿痛，久病不愈，正虚有瘀。故用黄芪、丹参益气养血，活血通痹；薏苡仁、草薢、苍术利湿消肿；秦艽、独活、木瓜祛风除湿，通络止痛。总为通络止痛、利湿消肿之剂。药虽少而力专，故痹痛消失也速。

案例7 郭某某，女，36岁，农民。

初诊：1982年3月16日。

4年前夏季常用冷水冲洗下肢，渐出现左膝关节间歇性疼痛，每因劳累或阴雨潮湿发作。曾口服泼尼松等药物，疼痛不减，反而出现肢体浮肿，经久不愈。近日因劳累又引起左膝关节持续疼痛，不得屈伸。舌、脉正常。

检查：皮色不变，局部无肿热。

证属风寒湿痹（风湿偏胜）。治以祛风除湿，活血通络。

处方：当归 30g　丹参 30g　鸡血藤 30g　老鹳草 30g　透骨草 30g　独活 30g　苍术 18g　秦艽 18g　萆薢 30g　川牛膝 9g　木瓜 18g　香附 24g

水煎服。

二诊（3 月 24 日）：上方连进 8 剂，症状逐渐消失。改服化瘀通痹丸，每次服 50 粒，1 日 3 次，连服 10 天，巩固疗效。

2 个月后参加修水渠，劳累甚重，除局部微沉外，余无不适。病已痊愈。

按：本案虽为 4 年痼疾，却服药 8 剂而愈。综观药物，也未多补益。可见病人虚实，虽和病程长短有关，但和素体健否也有密切关系。根据具体情况，依症而断，非虚者不可妄补。

西医学治疗此证（风湿性关节炎），多用糖皮质激素类药物，如泼尼松等，而此类药物久服易引起水湿潴留，肢体浮肿。有人认为中医治疗时当用补肾之品，临床实践有一定道理，但又不尽然，仍需辨证论治。如本案从利湿祛邪着手，同样收到良好效果。另有兼脾虚者当以健脾益气。

案例 8　路某某，男，72 岁，农民。

初诊：1981 年 12 月 2 日。

左膝关节持续酸沉隐痛 10 天余。膝关节内、外侧上下约 15cm 范围内有压痛，抬腿活动时痛增。左膝关节伸不直，强行伸展，腘窝内挛急而痛，不能步履。病情与气候变化关系不大。1 个月前有左髋部疼痛史，经治而愈。舌、脉无明显异常。

证属风寒湿痹（风湿偏胜）。治以祛风除湿，活血通络。

处方：当归 18g　丹参 24g　鸡血藤 18g　木瓜 18g　川牛膝 9g　秦艽 15g　老鹳草 30g　独活 18g　儿茶 9g　薏苡仁 30g　萆薢 21g

3 剂，水煎服。

二诊（1982 年 1 月 6 日）：服上药后，左膝关节隐痛消失，可伸屈，虽步行时仍有隐痛，但能忍受。上方继投3剂。

三诊（1月16日）：服3剂后，症状消失。嘱其按上方继服3剂，巩固疗效。

按：个别痹证患者，发病与气候变化关系不大，此并非未感外邪。从临床来看，一般体质素健，病程较短、正气尚胜的患者。对气候变化多不敏感。

案例9 王某某，女，64岁，农民。

初诊：1981年5月21日。

4个月前，左膝关节疼痛，且逐渐加重。曾服吡罗昔康、泼尼松、止痛灵及豹骨药酒等药治疗，效果欠佳。近日，肿胀疼痛持续不解，站立和行走困难，休息时痛减，受凉痛增。舌质淡、边有齿痕，脉弦滑。

证属风寒湿痹兼脾虚。治以祛风除湿，益气健脾。

处方：丹参15g　钻地风15g　千年健15g　白术30g　薏苡仁30g　木瓜18g　川牛膝9g　秦艽9g　透骨草30g　黄芪30g　老鹳草20g　淫羊藿12g

5剂，水煎服。

外洗方：伸筋草60g　透骨草60g　五加皮90g　川乌30g　草乌30g

3剂，水煎外洗患部。

嘱其内服药每日1剂，外洗药每日洗3次，每剂洗3天。

二诊（6月9日）：经用上方内服、外洗，疼痛减轻，肿已显消，左膝关节屈伸功能好转。照方内服5剂，外洗3剂，用法同上。

三诊（9月8日）：上药用后，局部肿胀疼痛大减，膝关节已能伸屈和行走，但远涉及劳累过度时，仍有疼痛，后因农忙，未再复诊。近日因劳累过度加之局部受凉，上症复发。舌质淡、苔薄白，左脉稍弦、右脉稍涩。另拟益气养血、健脾补肾、祛邪通络之剂。

处方：当归15g　白术21g　薏苡仁30g　黄芪21g　淫羊藿12g　附子9g　千年健15g　钻地风15g　独活12g　草薢21g　川牛膝9g　木瓜18g　老鹳草30g

5 剂，水煎服。

外洗方：伸筋草 60g　　透骨草 60g　　五加皮 90g　　川草乌各 30g

3 剂，嘱其每剂洗 3 天。

12 月中旬其子来诉，照方服 6 剂，症状全除，未再复发。

按：本案因发病于严冬，疼痛固定，遇寒加重，当为寒证。下肢肿胀、舌质淡、边有齿痕，脉滑，为脾虚湿盛。故用附子、淫羊藿、川草乌等温热药，内服、外洗助阳散寒；白术、薏苡仁、黄芪、萆薢、木瓜健脾祛湿；当归、丹参、透骨草、老鹳草、独活、千年健、钻地风祛风湿而通经止痛。

另几味外洗药，经多年临床应用，治寒痹疼痛，效果甚佳。

案例 10　郭某某，男，19 岁，农民。

初诊：1981 年 9 月 24 日。

双膝关节持续痛年余。1 年前因徒步远行，汗出当风。继之，双膝关节经常隐痛，每遇劳累加重，自觉局部发凉，与气候变化关系不大。舌质、苔正常，脉沉弦。

检查：局部不肿，无明显压痛。

证属风寒湿痹（寒偏胜）。治以散寒除湿，活血通络，佐益气养血。

处方：制川乌 9g　　制草乌 9g　　淫羊藿 9g　　独活 18g　　钻地风 30g
蜈蚣 3 条　黄芪 30g　　当归 18g　　丹参 30g　　木瓜 18g　　川牛膝 9g

水煎服。

二诊（10 月 6 日）：上方共服 10 剂，隐痛消失，惟劳累时右膝关节偶有疼痛，休息后缓解。改服化瘀通痹丸，每次服 60 粒，1 日 3 次，连服 10 天。

三诊（10 月 20 日）：服上药诸症消失。由于病程较长，恐复发，嘱其继服化瘀通痹丸 10 日，服法用量同上，以巩固疗效。

按：劳累后加重，膝关节发凉，此属虚寒痹证。膝关节劳损，风寒湿邪阻滞经脉，局部气血煦濡较差，故平时隐隐冷痛，劳动后气血消耗，局部气血循行无力，经脉滞涩，则痛甚。方用温经散寒、活血通络、益气养血之品，祛寒湿之邪，通阻滞之气，血和正气复，痹证自愈。

（二）风湿热型

案例 1 吴某某，女，8 岁，学生。

初诊：1981 年 11 月 18 日。

右膝及踝关节红肿热痛 20 余天。1 个月前从 1m 高处落下，右足先着地，当时无明显肿痛，行动自如，未引起注意。约 1 周后右膝关节和踝关节出现肿痛，日渐加重，经治无效。近几天局部红肿热痛较甚，拒按，不能负重，膝踝关节功能活动受限，行走极度困难。舌质红、苔黄，脉弦数。

实验室检查：白细胞计数 12×10^9/L，嗜中性粒细胞 0.6，淋巴细胞 0.4。血沉 28mm/h。

证属湿热痹阻。治以清热解毒，祛湿通络。

处方：忍冬藤 60g　败酱草 30g　萆薢 18g　防己 9g　土茯苓 18g　木瓜 18g　儿茶 9g　丹参 15g　地龙 9g　香附 9g

水煎服。

二诊（12 月 1 日）：依方连服 10 剂，肿痛均减，已能行走，但有跛行。复查：白细胞计数 13×10^9/L，嗜中性粒细胞 0.85，淋巴细胞 0.15。血沉 5mm/h。

处方：萆薢 15g　土茯苓 15g　防己 9g　青风藤 18g　丹参 18g　千年健 12g　钻地风 12g　独活 12g　木瓜 12g　川牛膝 9g　败酱草 30g　忍冬藤 60g

10 剂，水煎服。

三诊（12 月 15 日）：服药后肿胀明显消退，局部尚有微红疼痛，走路跛行。舌质偏红，苔薄黄，脉弦数。复查：白细胞计数 8.4×10^9/L，嗜中性粒细胞 0.71，淋巴细胞 0.29。上方加生地 18g，继服 10 剂。

四诊（12 月 30 日）：右膝及踝关节肿全消。右胫骨结节部仍有轻微压痛，无肿热。舌脉正常。实验室检查，血象及血沉均正常；邪去大半，病情稳定，当以健脾利湿为主。

处方：黄芪 18g　白术 18g　薏苡仁 18g　土茯苓 15g　独活 12g

钻地风 12g　　川牛膝 9g　　木瓜 12g　　香附 12g

5 剂，水煎服。

2 个月后来述，病痊愈。

按：本案虽外伤而致，但临床瘀血之征不明显，反呈现湿热证候。推其病机，乃属瘀血阻络复感外邪，化为湿热。故以清热利湿为主，佐以活血通络而收效。

案例 2　时某某，男，14 岁，学生。

初诊：1981 年 12 月 2 日。

右膝关节肿痛兼足跟痛 10 余天，膝关节屈伸不利，行走困难，局部微热，有压痛。舌苔腻，脉沉弦。

实验室检查：白细胞计数 $16.2 \times 10^9/L$，嗜中性粒细胞 0.92，淋巴细胞 0.08。血沉 8mm/h。

证属风湿热痹（湿偏胜）。治以祛湿活络，清热解毒。

处方：萆薢 30g　　防己 18g　　千年健 12g　　钻地风 12g　　青风藤 30g　　木瓜 30g　　川牛膝 9g　　败酱草 30g　　土茯苓 30g　　丹参 30g

5 剂，水煎服。

二诊（12 月 7 日）：服上药 5 剂，膝及足跟疼痛均减，但肿未消。舌苔白腻，脉沉细。复查：白细胞计数 $11.6 \times 10^9/L$，嗜中性粒细胞 0.83，淋巴细胞 0.17。上方加白术 30g，继服之。

三诊（12 月 21 日）：上药服 9 剂，膝关节肿痛基本消失，行走较便。复查：白细胞计数 $8 \times 10^9/L$，嗜中性粒细胞 0.56，淋巴细胞 0.44。邪已除，应以扶正健脾为主。

处方：丹参 21g　　白术 30g　　黄芪 30g　　萆薢 18g　　青风藤 18g　　土茯苓 18g　　木瓜 18g　　川牛膝 9g　　陈皮 9g

5 剂，水煎服。

1982 年 1 月 10 日来诉，上方服 5 剂后症状全消。

按：证属风湿热痹，湿邪偏胜，故以除湿为主，佐以祛风活络，清热解毒。服药 5 剂肿仍不消，后加白术健脾益气，使脾运湿行，肿得消退。此说明治湿应从健脾着手，脾健湿自除。

案例3 潘某某，女，15岁，学生。

初诊：1981年11月4日。

1个月来，先觉右髋部不适，继而右膝关节肿痛，屈伸不利，不能负重，经治欠效。现右膝关节肿痛，局部微热，伸屈困难，不可步履。大便溏，小便赤。舌质红、苔薄黄，脉数。

实验室检查：血红蛋白85g/L，红细胞计数4.8×12^{12}/L，白细胞计数32×10^9/L，嗜中性粒细胞0.78，淋巴细胞0.22，血沉45mm/h。

证属热痹。治以清热利湿，活络通痹。

处方：忍冬藤90g　败酱草60g　秦艽12g　黄芩12g　萆薢30g　防己12g　川朴9g　丹参30g　川牛膝9g　木瓜15g

水煎服。

二诊（11月16日）：上方连服10剂，诸症消失。实验室检查血常规、血沉均在正常范围。

按：热痹重用忍冬藤以清热解毒通络，其善治湿热疼痛。败酱草清热解毒，《药性论》云："其治毒风顽痹……。"以此两味为主，另配合余药，其力雄厚，故投10剂而病愈。

案例4 秦某某，女，13岁，学生。

初诊：1979年6月6日。

右膝关节股骨内上髁部微肿疼痛，时轻时重6个月。近日右股骨内髁部肿胀，局部微热，疼痛较前加重。舌苔薄黄，脉弦微数。

实验室检查：血沉30mm/h。

证属湿热阻络。治以清热除湿通络。

处方：忍冬藤60g　秦艽18g　防己12g　独活12g　千年健12g　钻地风12g　海风藤15g　木瓜12g　川牛膝9g　生地30g　萆薢12g　丹参12g

5剂，水煎服。

二诊（6月11日）：服上药后肿痛有减，余症同前。前方略加减，继服3剂。

三诊（6月17日）：局部肿胀疼痛大减，余症亦减。依上方再进3剂。

四诊（6月28日）：症状全消。复查血沉6mm/h。

按：《内经》云："湿胜则濡泄，甚则风闭胕肿。"本案下肢肿胀，局部发热，当为湿热下注壅滞经络。重用忍冬藤、生地清热凉血通络；秦艽、防己、萆薢、木瓜、独活、千年健、钻地风、丹参祛风除湿活血。由于谨守病机，用药得当，故收良效。

案例5 薛某某，男，12岁，学生。

初诊：1981年6月4日。

左膝关节畏冷肿痛2年余。其症状反复发作，遇阴雨潮湿天气加重，中西医久治，效果欠佳。现左膝关节内侧微热肿胀，压痛范围12cm×6cm。曾于20天前在局部抽出黄色透明液体约20ml（未送验）。左膝关节功能尚可。舌质红、苔黄，脉滑数。

实验室检查：白细胞计数14×10^9/L，嗜中性粒细胞0.78，淋巴细胞0.22。血沉15mm/h。

证属寒湿化热，邪壅脉络。治以清热利湿，活血通络。

处方：当归18g　赤芍15g　败酱草30g　萆薢18g　忍冬藤60g　秦艽9g　川朴18g　川牛膝6g　木瓜12g　防己12g

3剂，水煎服。

二诊（6月11日）：上方服3剂，肿痛均减。守方继服。

三诊（6月15日）：服3剂，左膝关节尚有微痛，稍肿。舌质淡，脉沉细。证明湿热已去，当以补虚扶正为主。上方去败酱草，加黄芪21g，白术15g，继服。

四诊（6月28日）：上方服15剂，症状全消。

按：本案病程较长，变化也多，初为寒湿，来诊时已成湿热。治当清热利湿，活血通络。湿热已去，减去败酱草等，转为扶正为主，故加白术以健脾除湿，黄芪扶正而收功。须知痹证虽须守方，但必须辨证施治，证转药换，不可呆板。

案例6 娄某某，男，18岁，农民。

初诊：1981年7月24日。

左膝关节疼痛2个月余。2个月前在水中劳动时间过长，左膝关节出现间歇性疼痛。近日因气候变化，阴雨绵绵，出现膝关节剧痛，微肿热，皮色不变，功能受限，需持杖而行。舌质红、苔黄，脉弦数。

实验室检查：血沉97mm/h。

证属风湿热痹。治以清热疏风利湿。

处方：忍冬藤90g　生地90g　草薢30g　木瓜30g　川牛膝9g
千年健18g　钻地风30g　薏苡仁30g　独活30g　秦艽12g　防己12g
香附30g

5剂，水煎服。

二诊（7月31日）：服上药5剂，肿痛明显减轻。实验室检查：血沉28mm/h。上方加黄芪30g，继服5剂。

三诊（8月11日）：症状较前大减，已能弃杖而行。照前方再服4剂。

四诊（9月22日）：服上方疼痛消失，未再复诊。近因劳累，病有反复。仍按上方略作加减继服5剂。

4个月后来述，病已愈。

按：在水中浸泡时间过长，加之劳累过度，使抗御外邪的能力低下，复被寒湿侵袭而致病。痹证虽久，因患者为青年，阳气旺盛，邪从热化火，故舌质红，局部微肿微热。治守常法，以大剂量忍冬藤、生地为主药而得效。

案例7　冯某某，男，27岁，炊事员。

初诊：1982年2月18日。

右膝关节外侧无明显诱因出现疼痛20余天。起初微痛，继而加重，局部红肿，压痛明显。舌质红，脉弦数。

实验室检查：白细胞计数12×10^9/L，嗜中性粒细胞0.8，淋巴细胞0.2。

证属湿热壅阻经络。治以清热利湿解毒，凉血活血。

处方：丹参18g　生地18g　透骨草18g　白芍30g　忍冬藤60g
败酱草30g　白花蛇舌草30g　秦艽9g　土茯苓30g　川朴12g　甘草9g

6剂，水煎服。

二诊（2月26日）：服6剂后红肿疼痛明显减轻，膝关节屈伸较前灵活，局部压痛已不明显，但胃纳欠佳。实验室检查：白细胞计数 5.9×10^9/L，嗜中性粒细胞0.54，淋巴细胞0.46。热邪已去大半，再拟祛湿活络，佐清热健胃之剂。

处方：薏苡仁30g　木瓜18g　川牛膝12g　丹参21g　香附18g
忍冬藤60g　老鹳草30g　焦山楂30g　焦麦芽30g　焦神曲30g

3剂，水煎服。

3月21日来述，服上方症状已消失。

按：此属热痹。体内素有蕴热，复感风寒湿邪。邪热搏结，壅阻经络，故出现红肿热痛，舌质红，脉数。以丹参、生地、白芍滋阴清热，化瘀止痛；败酱草、白花蛇舌草、忍冬藤清热解毒，通络散瘀；秦艽、土茯苓、川朴祛风除湿。二诊时，因热象已不明显，且胃纳欠佳，故去腻滞、苦寒伤胃之品，加健脾和胃，化瘀通络之药而收功。

案例8　孙某某，女，17岁，农民。

初诊：1981年3月8日。

3天前，于右膝关节内下方发现有 5cm×5cm 大小的硬块，局部微红稍痛，逐日加重。现红肿热痛较甚，触压局部疼痛较剧。舌质红、苔黄，脉数。

实验室检查：白细胞计数 28×10^9/L，嗜中性粒细胞0.9%，淋巴细胞0.08，嗜酸性粒细胞0.02。

证属热毒郁结。治以清热解毒，活血通络。

处方：忍冬藤60g　败酱草30g　赤芍18g　当归18g　丹参18g
蚤休18g　蒲公英30g　黄芩12g　川朴9g　知母12g　香附12g　甘草9g

3剂，水煎服。

二诊（3月12日）：局部红肿热痛明显减轻。舌正常，脉稍数。照上方继服3剂。

三诊（3月16日）：局部症状基本消失。舌、脉正常。实验室检查：白细胞计数 $13 \times 10^9/L$，嗜中性粒细胞 0.8，淋巴细胞 0.2。依方继服 3 剂而愈。

半年后随访未复发。

按： 此为热毒郁结，痹阻关节。治宜清热解毒为主，佐以活血化瘀。热毒瘀邪得解，诸症悉除。

（三）瘀血型

案例 1 刘某某，女，16 岁，学生。

初诊：1981 年 12 月 27 日。

左膝关节活动时疼痛 1 年。1 年前因跌倒，左膝关节着地，当时听到"咔嚓"声响。随后膝关节处肿痛，其范围上至大腿中段，下至小腿中段，经治疗肿消痛减。此后，左膝关节活动则痛，少顷即解，经常"打软腿"，甚则跌倒，遇冷疼痛发作，局部怕凉。舌正常，脉弦。

实验室检查：血沉 35mm/h。

证属外伤瘀血，复感寒湿。治以活血化瘀，祛风除湿。

处方：丹参 30g　淫羊藿 15g　钻地风 21g　草薢 18g　薏苡仁 30g　独活 18g　青风藤 18g　当归 18g　川牛膝 9g　木瓜 18g　香附 18g　鸡血藤 30g　透骨草 18g

3 剂，水煎服。

二诊（1982 年 1 月 2 日）：疼痛有减。按上方继服 3 剂。

三诊（1 月 7 日）：左膝关节疼痛消失，未出现"打软腿"现象，局部仍凉。舌正常，脉弦。实验室检查：血沉 20mm/h。

改服化瘀通痹丸，每次服 60 粒，1 日 3 次，连服 10 天，巩固疗效。

按： 左膝关节有损伤史，方以活血通络，祛湿散寒之剂见效甚快。"打软腿"非皆属虚证，此乃局部突然疼痛而致。

案例 2 阎某某，女，47 岁，干部。

初诊：1981 年 3 月 2 日。

5 天前出现右膝关节刺痛（有关节炎史 10 年），股骨内、外髁部均有压痛、微肿，行走困难。舌质暗红，苔黄，脉弦数。

实验室检查：白细胞计数 $18 \times 10^9/L$，嗜中性粒细胞 0.78，淋巴细胞 0.2，嗜酸性粒细胞 0.02。

证属湿热挟瘀。治以清热利湿，活血通络。

处方：丹参 18g　生地 18g　白芍 18g　牡丹皮 18g　秦艽 12g 忍冬藤 90g　败酱草 30g　萆薢 30g　制乳香 9g　制没药 9g　香附 30g 川牛膝 9g　甘草 9g

3 剂，水煎服。

二诊（3 月 5 日）：内外踝部疼痛消失，惟腘窝仍疼痛。舌质红、苔薄黄，脉稍数。实验室检查：白细胞计数 $9.6 \times 10^9/L$，嗜中性粒细胞 0.56，淋巴细胞 0.44。照上方继服 3 剂。

三诊（3 月 9 日）：腘窝部疼痛基本消失，活动后仍有酸沉感，偶尔"打软腿"。舌、脉正常。上方去乳香、没药、败酱草，加黄芪 30g，继服 3 剂。

四诊（3 月 13 日）：症状基本消失，已能步行 5km，惟行走较远时，稍有痛感，近日纳差。上方去萆薢，加焦山楂、焦麦芽、焦神曲各 9g，继服 3 剂。

五诊（3 月 19 日）：诸症消失，行走远时腘窝仍有酸沉感，休息后即缓解。改服化瘀通痹丸，每次服 60 粒，1 日 3 次，连服 10 天，巩固疗效。

按：证为热痹挟瘀，方中丹参、生地、白芍、牡丹皮凉血活血、祛瘀通脉；乳香、没药、香附理气活血止痛；败酱草、忍冬藤清热解毒、通络消肿；萆薢、秦艽祛风除湿；川牛膝引药下行；后加黄芪补气扶正。使正复，热清湿除，络通瘀解，则病愈。

案例 3　徐某某，女，54 岁，农民。

初诊：1982 年 1 月 12 日。

2 个月前从 2m 高处掉下，双足同时落地，双膝关节内侧肿胀疼痛，经治疗肿痛消失。近月余，由于劳累，双膝关节又出现肿痛，伴酸沉感，局部怕凉，休息稍舒，乏力。舌体胖、湿润，脉弦滑。

证属损伤筋络，复受寒湿。治以活血通络，散寒除湿。

处方：当归21g　丹参30g　鸡血藤30g　老鹳草30g　伸筋草30g　香附30g　钻地风30g　独活18g　薏苡仁30g　木瓜18g　川牛膝12g

3剂，水煎服。

二诊（1月16日）：依方服药3剂，肿痛稍减。舌、脉同上。上方加淫羊藿12g，黄芪30g，继服6剂。

三诊（1月24日）：照上方服后，肿痛酸沉大减，身觉有力。依方继进4剂。

四诊（1月28日）：来述病已痊愈。

按：舌体胖，为脾虚有湿，劳则病重，为虚证无疑。但其有明显损伤史，内留瘀血也是必然。首剂治标以活血通络祛邪为主，同时也为以药探病。邪得渐除，正虚突出，以黄芪益气补虚，淫羊藿补肾壮阳、祛风除湿。诸药配伍攻补兼施，使正复邪去而病愈。

四、小腿、踝、足部

（一）风寒湿型

案例1　夏某某，女，18岁，农民。

初诊：1981年4月29日。

右足跟间歇性疼痛1年余。近期跟骨结节部肿胀疼痛持续不解，行走困难，不能用足跟着地。受凉加重，终年不敢用凉水洗脚，曾多方治疗未愈。舌淡，脉弦。

证属风寒湿痹。治以温经散寒除湿，活血通络。

处方：当归18g　丹参30g　千年健18g　钻地风21g　独活15g　川牛膝9g　木瓜18g　萆薢24g　制乳香9g　制没药9g　制川乌9g　制草乌9g　甘草9g

3剂，水煎服。另用剩余药渣再煎洗患处。

二诊（5月10日）：服上方3剂，疼痛减轻，肿胀见消，行走较便。继服3剂。

三诊（5月20日）：按上方服3剂肿痛消失。惟跟骨结节部稍有压痛。改服化瘀通痹丸，每次服60粒，1日3次，连服10天。

1 年后随访未再复发。

按：足跟肿胀疼痛，且畏寒冷，证属寒湿，故以散寒祛湿为主，佐活血通络止痛，配药渣洗患处，使药力直接作用于病灶区，收效较捷。

案例2 郝某某，女，47 岁，农民。

初诊：1981 年 4 月 14 日。

左小腿后侧肌肉拘急抽搐、疼痛，时发时止已月余。每遇劳累或受凉而诱发。近日疼痛，拘急抽搐较前为甚。局部喜暖怕凉，无肿热，肤色正常。舌正常，脉紧。

证属寒湿侵袭，经络阻滞。治以祛邪活络，舒筋养血。

处方：当归 30g　丹参 30g　鸡血藤 30g　独活 30g　钻地风 30g　木瓜 18g　川牛膝 9g　薏苡仁 30g　白芍 18g　制川乌 9g　制草乌 9g　香附 15g　甘草 9g

水煎服。

二诊（4 月 21 日）：上方连服 6 剂，症状消失，但在劳累或受凉时仍稍沉困。改服痹证丸，每次服 60 粒，1 日 3 次，连服 10 天，巩固疗效。

按：本证属寒痹，由于风寒湿邪侵袭，邪阻经脉，则疼痛，局部喜暖而畏寒。气血运行不畅，筋失血养则拘急抽搐。方中制川乌、制草乌温经散寒止痛；当归、丹参、鸡血藤、木瓜、薏苡仁养血活血，舒筋活络；白芍缓急柔筋止痛；独活、钻地风祛风湿止痛；香附理气；川牛膝引药下行。诸药配合，柔筋利痹止痛。由于病程较短，药证相符，且量大力专，故 6 剂症状全消。

案例3 郭某某，女，46 岁，农民。

初诊：1981 年 3 月 18 日。

双下肢憋胀疼痛，以小腿肚为甚，已 2 个月余。症状逐渐加重，入暮尤甚，劳累则痛剧。舌质淡、苔薄白，脉缓。

检查：局部不肿不热，肤色正常，伸屈不利。

证属湿邪阻滞，气机不畅。治以健脾除湿，活血通络。

处方：当归 12g　白术 9g　茯苓 12g　白芍 24g　丹参 24g　威灵仙 12g　秦艽 12g　青皮 9g　木瓜 18g　香附 12g　甘草 9g

3 剂，水煎服。

二诊（3 月 22 日）：服上药 3 剂，诸症减轻。依上方加薏苡仁 24g，萆薢 24g，继服 3 剂。

三诊（4 月 4 日）：服上药后，除小腿稍胀外，余无不适。照前方再进 3 剂，巩固疗效。

按：肌肉胀痛、劳累加重，多责之脾，脾主四肢肌肉，主运化水湿，脾虚湿胜，湿邪下趋，阻滞气机，故肌肉胀痛。方中茯苓、白术、薏苡仁健脾；萆薢、木瓜祛湿舒筋，当归、白芍、丹参活血养血，通痹止痛；秦艽、威灵仙祛风除湿；青皮、香附理气解郁。诸药配合而收效。在这里，对于肌肉胀痛加理气之青皮、香附不可忽视。前人认为，青皮、香附理肝气治胁肋疼痛，临床实践证明，治气阻之痹痛效果亦佳。

案例 4　吕某某，男，22 岁，学生。

初诊：1975 年 5 月 8 日。

5 年前夏天，劳动后汗出当风，觉右小腿疼痛，长期不愈。右小腿逐渐变细，与左腿温差明显，乏力，并有间歇性跛行。于 1971 年在某医院按"脉管炎"治疗，数月不显效。此后多次治疗，至今不愈。舌正常，脉沉细。

检查：右小腿明显变细，小腿肚肌软、肌力差，局部有轻压痛，患肢肤温低于健侧，肤色无明显变化。

证属正虚邪恋。治以健脾补肾，祛邪通络。

处方：当归 15g　丹参 15g　鸡血藤 15g　黄芪 30g　淫羊藿 12g　熟地 30g　茯苓 15g　白术 15g　薏苡仁 30g　木瓜 15g　陈皮 9g　甘草 6g

嘱其连服 30 剂。水煎服。

二诊（6 月 18 日）：上方服至 22 剂时仍不显效，服 23 剂后始见效，30 剂服完，疼痛基本消失。

另拟方：当归 12g　黄芪 30g　仙茅 12g　山茱萸 15g　熟地 30g

五加皮 12g　茯苓 15g　白术 15g　薏苡仁 30g　陈皮 12g　甘草 3g

10 剂，隔日 1 剂。水煎服。

三诊（8 月 22 日）：自述 10 剂药服后疗效甚佳。现疼痛已完全消失，肌肉萎缩恢复，患肢肌力正常，行走如常人。嘱其将上方 3 剂共为细末，炼蜜为丸，每次服 9g，1 日 3 次，巩固疗效。

2 年后随访，发育正常，病未复发。

按：痹证日久，肌肉萎缩、无力，患肢皮肤温度低，属虚寒之证。方用当归、丹参、鸡血藤活血养血通络；木瓜舒筋；黄芪、熟地、山茱萸、淫羊藿、仙茅益肝壮肾，填补精血；陈皮、茯苓、白术、薏苡仁健脾除湿。此方补血益气，健脾补肾而不碍祛邪，活血通络而不伤正气。初服 22 剂效不显，是因病久，正气未能迅速恢复，所以邪也难以速去。

案例 5　钟某某，男，33 岁，农民。

初诊：1979 年 3 月 13 日。

2 个月前因徒步远行，汗出当风，出现右腘窝及小腿后侧持续性酸沉疼痛、麻木、僵硬挛急，至今不愈。近日受寒，诸症加重。舌质淡、苔薄白，脉弦紧。

证属风寒湿痹（寒邪偏胜）。治以祛寒除湿，活血通脉。

处方：当归 30g　丹参 30g　鸡血藤 30g　薏苡仁 30g　木瓜 30g
川牛膝 9g　钻地风 18g　独活 24g　透骨草 30g　香附 30g　制川乌 9g
制草乌 9g　甘草 9g

6 剂，水煎服。

二诊（3 月 21 日）：上药服完后，症状基本消失。加黄芪 30g，继服 3 剂，巩固疗效。

按：本案拘急疼痛，遇寒加重，参阅舌、脉，属寒邪偏胜，制川乌、制草乌为治寒痹圣药，其与诸药配合以祛邪扶正，每获良效。

案例 6　黄某某，女，43 岁，农民。

初诊：1978 年 7 月 16 日。

去年秋因劳累过度引起右足跟及前蹠肿痛，时轻时重，每逢劳累与气候变化疼痛加重。近日来疼痛渐增，步履困难，经治无效。舌、脉无明显变化。

检查：右脚从足跟到前蹠有一宽2cm、长约10cm的蹠肌明显高凸，且有压痛，局部温度正常，肤色不红。

证属正虚邪侵，脉络闭塞。治以扶正祛邪并用。

处方：黄芪30g 薏苡仁30g 熟地30g 丹参30g 草薢15g 怀牛膝30g 木瓜15g 香附15g 独活15g 秦艽15g 透骨草30g 伸筋草30g 甘草6g

水煎服。

外洗方：伸筋草60g 透骨草60g 五加皮60g 艾叶30g

6剂。水煎外洗患处。

二诊（8月1日）：上方共服15剂，外洗6剂，症状全消。

按：本案证候虽不典型，但考虑以劳累所得，遇气候变化加重，属正气不足，故在祛风散寒除湿的基础上加补气养血之药，同时配合外洗，活血通络，收到满意效果。

案例7 张某某，女，45岁，农民。

初诊：1979年5月2日。

半月前因发高烧引起双足麻木，时如蚁行感趾无力，不灵活。足部活动困难。舌、脉无明显变化。

证属气血不足，脉失濡养。治以益气养血，补肾通络。

处方：黄芪60g 鸡血藤30g 忍冬藤60g 丹参30g 地龙18g 桑寄生30g 淫羊藿12g 川牛膝18g 桂枝12g 甘草9g

5剂，水煎服。

二诊（5月10日）：服上方5剂，麻木消失，肌力有增，下肢较前灵活。上方减量，继服5剂。

1个月后随访，诸症消失。

按：此为《金匮要略》"血痹"之证。因高烧引起四肢麻木，属热伤营卫，气血耗伤。方中黄芪治一切气虚血衰之证；鸡血藤治血痹麻木不仁；忍冬藤、地龙通络止痛；丹参、桑寄生祛瘀生新、补肝肾；淫羊藿除风湿治四肢不仁；桂枝引药达四肢，温通经络；

甘草调和诸药。总为益气养血，通络之剂，量大且力专，故收效较快。

（二）风湿热型

案例1 林某某，男，25岁，工人。

初诊：1981年11月22日。

两足间断疼痛2年余。近2个月，右足跟肿痛发热，压痛明显，不能站立，行走。左足骰骨部亦有疼痛和压痛，并伴身倦乏力。舌苔薄腻稍黄，脉细数。

实验室检查：白细胞计数 $11.8 \times 10^9/L$，嗜中性粒细胞0.5，淋巴细胞0.5。

证属湿邪蕴久化热。治以清热祛湿，活血通痹。

处方：忍冬藤60g　败酱草30g　秦艽12g　土茯苓30g　当归21g　儿茶15g　制乳香12g　制没药12g　独活18g　防己18g　川牛膝9g　木瓜18g　香附18g

水煎服。

二诊（11月30日）：上方服6剂，足部热痛减轻，持拐杖可行走。肿未消，仍感乏困无力。舌正常，脉细数。据此可知，虽热渐去，湿仍留存，脾虚气血不足，法当健脾养血。上方去乳香、没药、儿茶，加白术30g，鸡血藤30g，透骨草30g，继续服用。

三诊（12月12日）：上药又服10剂，双足肿痛逐渐消失。现已弃杖行走，但仍乏力。走路时间过久，足部仍有疼痛等不适感。舌正常，脉沉缓。上方去防己，加黄芪30g，继服6剂，巩固疗效。

按：本证为湿邪蕴久化热，湿性趋下，"湿盛则肿"，"热盛则痛"。先拟清热利湿、通痹止痛之剂，以祛邪为主，后添健脾益气养血之品，扶正以收功。

案例2 毛某某，女，49岁，农民。

初诊：1981年11月15日。

5天前在洗脚剪趾甲后，渐觉足趾疼痛，以后越来越重，痛如火烧锥刺。遇热增，遇凉舒，夜间尤甚，痛不可眠。步履时跟骨及蹠部亦痛。舌质稍红、苔黄腻，脉稍数。

检查：十趾微红肿，无麻木，压痛不明显。

证属热痹。治以清热除湿，活血通痹。

处方：忍冬藤60g　地龙30g　秦艽12g　生地30g　白芍24g
牡丹皮15g　草薢30g　当归12g　川芎9g　延胡索15g　钻地风18g
甘草9g

3剂，水煎服。

二诊（11月18日）：服上药后，足趾痛即减，自觉患处向外"冒热气"。效不更方，继服。

三诊（11月22日）：热、痛大减，步行时足部亦不甚痛。嘱其继服3剂，隔日1剂。

1个月后告知，上药服完病愈。

按：原有湿邪内伏，经热水浸泡，湿热相搏，阻滞脉络，故足趾部烧灼样疼痛。步行时筋肉牵涉，气血逆乱，则足跟和蹠部亦痛。方中选用清热化瘀，祛湿通络之品而收效。

案例3　焦某某，男，9岁，学生。

初诊：1981年11月31日。

右足跟疼痛，逐渐加重3个月。初起步履尚能忍受，继而逐渐增重，近期局部肿胀疼痛，不能站立，压痛明显。服去痛片，注射青霉素等药欠效。舌质红、苔黄，脉数。

实验室检查：白细胞计数16×10^9/L，嗜中性粒细胞0.7，淋巴细胞0.3。血沉3mm/h。

证属湿热下注，脉络壅滞，血行不畅。治以清热利湿解毒，活血通络。

处方：败酱草30g　白花蛇舌草15g　忍冬藤60g　土茯苓30g
草薢18g　薏苡仁30g　钻地风18g　木瓜12g　川牛膝9g　丹参12g
水煎服。

二诊（1982年1月20日）：上方共服15剂，肿痛逐渐消失，现行数里路亦不觉痛。检查：血常规及血沉在正常范围内。

按：患者年幼，乃纯阳之体。感受风寒湿邪，化热下注，壅塞脉络，故肿痛日益加重。方中败酱草清热解毒；白花蛇舌草清热解毒，活血化瘀；忍冬藤清热解毒通络。以上三味同用，而且量大，配合余药，湿热之邪则除。

案例4　王某某，女，18岁，针织社工人。

初诊：1981年7月10日。

双踝关节肿痛，反复发作5年史。13岁时患双踝部肿痛，继而双跖及右踇趾关节肿痛，双腕关节亦肿痛不适，时轻时重。经多方治疗，效果欠佳。此后每逢秋季症状加重，夏季较轻。今年入夏后症状加重，近日两踝关节肿痛较甚，功能活动受限，步履艰难。右足跟部、左足蹠及踇趾亦疼痛，且右内踝下方有麻木感。舌质淡红、苔白腻，脉弦稍数。

检查：双踝关节肿胀，局部触之微热，压痛明显，被动活动痛增。

实验室检查：血沉43mm/h。

证属风湿热痹，正虚邪恋，经络不畅，气血壅滞，郁久化热。治以祛风除湿，清热通络，活血养血，益气助正。

处方：独活30g　钻地风30g　青风藤30g　萆薢30g　防己18g　忍冬藤60g　川牛膝9g　木瓜18g　当归30g　丹参30g　鸡血藤30g　黄芪30g

水煎服。药渣外洗。

二诊（7月16日）：上药服第1剂后，感觉头晕、恶心，约2小时即消失（可能与药汤较热有关），其余4剂服后无任何不适。5剂服尽，患部肿胀疼痛均减。效不更方，继服6剂。

三诊（7月23日）：双踝部肿胀已消大半，疼痛明显减轻，右足蹠痛消失。舌苔腻减轻，脉已无明显异常。

检查血沉15mm/h。邪已去大半，治以扶正为主，佐以祛邪。

处方：黄芪30g　白术30g　薏苡仁30g　当归30g　丹参30g　鸡血藤30g　青风藤30g　独活30g　川牛膝9g　木瓜18g

水煎服。5剂，隔日1剂。药渣外洗。

四诊（8月2日）：双踝部肿痛已基本消失；右足跟和右足蹠部在早晨活动时稍有痛感，右内踝下方仍觉麻木。舌、脉正常。上方继服 5 剂。

3 个月后随访，病已痊愈。

按：病史 5 年，反复发作。病久必伤正。正虚邪恋，邪留经络，郁久化热，湿热壅阻经脉，则呈现肿胀热痛，苔腻，脉数。以萆薢、防己、忍冬藤祛其湿热之邪；青风藤、独活、钻地风祛风除湿通络；当归、丹参、鸡血藤、黄芪活血养血、益气助正达邪；木瓜、川牛膝祛湿通络且引药下行，药证合拍，收效甚捷，服 10 余剂后湿热之邪已基本清除，故原方去忍冬藤、防己、萆薢，加白术、薏苡仁健脾兼祛湿，继服 10 剂，久病沉疴得以消除。

（三）瘀血型

案例 1 甄某某，男，42 岁，工人。

初诊：1973 年 7 月 1 日。

双足跟固定疼痛，行走困难，以左侧为甚，已半年有余，久治不愈。舌质暗有瘀斑，脉细涩。

证属瘀血痹。治以活血化瘀。

处方：当归 18g　生地 18g　白芍 30g　丹参 30g　制乳香 9g
制没药 9g　延胡索 12g　川牛膝 9g　川朴 9g　香附 18g

水煎服。

二诊（7 月 15 日）：服上药 10 剂，症状消失。依方继服 3 剂，巩固疗效。

按：此方效王清任"身痛逐瘀汤"，对瘀血致痹者效佳。

案例 2 张某某，女，42 岁，农民。

初诊：1982 年 2 月 21 日。

9 天前不慎左小腿扭伤，随即左下肢不能着地行走，继而肿胀痛甚，以小腿肚、足背为重，腓肠肌时有痉挛，夜间为甚，足趾觉凉。来诊时症状同前。舌苔白腻，脉弦紧。

证属外伤致瘀，风寒湿邪凌之。治以活血化瘀，祛湿通络。

处方：当归 30g　丹参 30g　鸡血藤 30g　薏苡仁 30g　防己 30g
草薢 30g　木瓜 18g　川牛膝 9g　香附 30g　透骨草 30g　独活 18g

土茯苓30g

3剂，水煎服。

二诊（2月25日）：服上药3剂，肿胀疼痛减轻，足已可着地，稍行数步。腓肠肌仍痉挛疼痛，足趾觉凉。上方加制川乌、草乌各9g，淫羊藿12g，嘱其服后用剩余药渣熏洗患处。

三诊（3月27日）：上方服6剂并兼熏洗后症状基本消失。守方继进6剂，配合外洗，巩固疗效。

按：肢体扭伤，导致局部气血瘀滞，风寒湿邪乘虚而入，邪阻经络而为痹。

本案初治偏重活血除湿，而对寒凝经脉、挛急不伸重视不够，故下肢痉挛，局部发凉不除。后加制川乌、制草乌、淫羊藿温经散寒、补肾壮阳。寒湿去，经脉通，则凉痛、痉挛消失。

案例3 白某某，男，15岁，学生。

初诊：1981年12月30日。

1年前刀伤左侧内踝部，伤愈后，局部留有一肿块，如胡桃大小，长期不消，有痛感。触之肿块坚硬，压痛，皮色不变，局部怕凉。踝关节活动时疼痛加剧。舌正常，脉弦细。

X线摄片：左胫骨下端内侧增大，其中有如玉米大小蜂窝状数个透明区，骨纹理不整。

证属寒痰凝滞。治以益肾健骨，温经豁痰，祛湿化瘀。

处方：熟地30g 麻黄9g 鹿角胶15g 白芥子9g 肉桂9g 甘草9g 炮姜炭3g 土茯苓20g 草薢30g 川牛膝9g

10剂，水煎服。外用痹证膏1张贴患处。

二诊（1982年1月9日）：进药后疼痛较前减轻。服药微有头晕感，少顷即解。照方继服20剂。

三诊（2月5日）：疼痛大减，惟远行患病部位疼痛。舌正常，脉沉细。依方继服20剂。

四诊（3月2日）：痛减。照前方再进10剂。

五诊（3月14日）：左踝疼痛消失，走路已不觉痛，惟左足内翻时内踝有痛感。近日服药后头晕不适，恶心欲吐，约1小时后渐缓解。舌尖微红、苔微黄，脉数。依上方加黄芩9g，继服10剂。

六诊（3月25日）：左足内翻时疼痛已消失。守方继服。

七诊（4月10日）：肿块变小，如枣大小。X线摄片：原发病灶之下缘如玉米大小蜂窝状阴影基本消失，上缘病变范围缩小。骨纹理较前整齐。余正常。上药略作加减，继服3剂。

八诊（6月20日）：诸症悉除，余无不适。

按：外伤后局部气血凝滞，风寒湿邪外袭，寒痰凝滞筋骨，湿滞不化而成本证。方以阳和汤为主，温经散寒、化痰补虚。加萆薢、土茯苓解毒除湿；川牛膝引药下行直达病所。后期服药感头晕、恶心欲吐，乃药性偏温燥，治疗中只可微调，不可换药改辙。

五、髋、膝、踝多关节部

（一）风寒湿型

案例1 周某某，男，40岁，炊事员。

初诊：1981年12月16日。

左髋、膝关节走窜作痛，反复发作4年余。4年前夏季过度劳累，汗后外宿贪凉，随感左髋关节疼痛，蹲下不能站起，4天后，疼痛较剧，并走窜至左膝关节，以致腿难以屈伸，不能行走和转侧。经针灸治疗症状减轻，但每遇寒凉则加重，反复发作。现觉左髋及膝关节走窜痛，且酸沉凉痛。舌质淡、苔薄白，脉弦。

证属风寒湿痹。治以祛风通络，除湿散寒。

处方：当归30g　丹参20g　青风藤30g　钻地风30g　川牛膝9g　香附24g　独活18g　秦艽18g　制川乌9g　制草乌9g　淫羊藿12g　甘草12g

3剂，水煎服。

二诊（12月25日）：服上药3剂，走窜痛消失，不甚畏寒，但仍酸沉痛。依方加老鹳草30g，木瓜30g，继服3剂。

三诊（12月30日）：服上方3剂，酸痛明显减轻，惟环跳穴处微酸沉不适，舌、脉正常。嘱其改服化瘀通痹丸，每次服60粒，每日3次，连服10天，巩固疗效。

3 个月后随防未复发。

按：本案虽病程长，但其他虚证不明显，根据走窜痛，遇寒重，诊为风寒湿痹，按实证治疗，以祛邪为主，而获效。

案例 2 张某某，女，6 岁。

初诊：1981 年 12 月 10 日。

左髋关节时痛时止 4 个月余。4 个月前突然左髋关节疼痛，哭闹不安，行走困难，只得卧床休息，经 4 天治疗，症状消失，10 天之后复发，经用泼尼松等药治疗，症状时有缓解，但每隔 10～15 天发作 1 次。发作期间用青霉素、复方磺胺甲噁唑均有效。现又发作，症状同前，且右髋关节亦痛，但较左为轻，因不能根除，来服中药。

X 线摄片：左髋关节间隙稍模糊。

证属风湿痹证。治以祛风除湿，活血通络。

处方：丹参 15g　钻地风 9g　千年健 6g　青风藤 12g　透骨草 12g　萆薢 9g　茯苓 9g　木瓜 9g　川牛膝 9g　香附 9g　甘草 3g
水煎服。

二诊（12 月 26 日）：上方连服 15 剂，自上次发作到现在已 20 天未疼痛。照上方加黄芪 21g 继服。

1982 年 1 月 15 日来述，依方又服 3 剂，至今 40 余天，尚未复发。为巩固疗效，嘱其改服化瘀通痹丸，每次服 10 粒，1 日 3 次，连服 20 天。

4 月 26 日随访，3 个月来未发作。

按：6 岁小儿，患风湿痹证，临床并不多见。用泼尼松、青霉素、复方磺胺甲噁唑等药，虽能控制症状，但未能痊愈。后经辨证，以祛风除湿、活血通络治之，服药 30 余剂，疗效满意。

案例 3 马某某，女，53 岁，农民。

初诊：1981 年 11 月 28 日。

3 天前夜起未着衣，次日早晨左臀部微痛，午后加重，左腹股沟部至坐骨结节呈一条痛线，疼痛较剧，彻夜不眠，热敷则减。舌质淡、苔薄白，脉弦。

检查：局部无红肿，直腿抬高试验阳性。

证属风寒湿痹。治以祛风散寒除湿，活血通络。

处方：当归 30g　丹参 30g　鸡血藤 30g　白芍 30g　木瓜 30g
川牛膝 15g　香附 18g　独活 18g　千年健 18g　钻地风 18g　甘草 9g

3 剂，水煎服。

二诊（12 月 2 日）：上方服第 1 剂疼痛均大减，左腿已能伸直和抬高；3 剂服尽左臀部疼痛消失，惟夜间翻身时左髋部仍有疼感。嘱其照上方继服 3 剂，巩固疗效。

按：此属起居不慎，风寒之邪侵犯局部筋脉所致。症状虽重，但病程短暂，用药对证，故效若桴鼓。

案例4　冯某某，男，30 岁，干部。

初诊：1974 年 12 月 10 日。

右腿持续疼痛 4 年许，至今未愈。现右下肢肌肉萎缩变细，肢体无力。舌质淡、苔薄，脉弱。

证属风寒湿痹，正虚邪恋，气血郁滞。治以扶正达邪，活血通络。

处方：当归 15g　鸡血藤 30g　骨碎补 15g　五加皮 15g　黄芪 30g　淫羊藿 30g　白术 15g　茯苓 15g　陈皮 12g　木瓜 15g　香附 12g

3 剂，隔日 1 剂。水煎服。

二诊（12 月 22 日）：上方服 3 剂疼痛即减，右腿已觉有力；连服 10 剂，疼痛大减，右下肢较前明显有力，但偶尔可觉股四头肌有跳动感。依方继服。

三诊（1975 年 1 月 13 日）：上方又服 10 剂疼痛消失，右下肢肌力大有恢复，股四头肌已无跳动。嘱其将前方 3 剂研为细末，制成蜜丸，每次服 10g，1 日 3 次，连服 10 天，巩固疗效。

半年后随访，病已愈。

按：由于病邪阻滞，右下肢长期疼痛，活动较少，形成废用性肌萎缩，此和痿证因"肺热叶焦"等引起的肌肉萎缩不尽相同，临床鉴别点在于痹证有痛，痿证不痛。故治疗时痹证必须在祛邪通痹的前提下，佐以治痿。本方选当归、鸡血藤、五加皮活血祛瘀，除痹止痛；淫羊藿补肾助阳，治腰膝无力；脾主肌肉，主四肢，"治痿独取阳明"，用黄芪、白术、茯苓补脾治痿，陈皮、木瓜、香附理气舒筋解郁。诸药配合，扶正祛邪兼顾，故收到满意疗效。

案例5 夏某某，男，30岁，农民。

初诊：1981年11月9日。

左髋关节、小腿肚疼痛，膝关节肿胀，持续不解，并伴有头晕、乏力1个月余。舌体胖有齿痕、苔白，脉滑。

实验室检查：血红蛋白77g/L，红细胞计数3.85×10^{12}/L，白细胞计数5×10^9/L，嗜中性粒细胞0.8，淋巴细胞0.2。血沉45mm/h。

证属寒湿阻滞，脾失健运。治以健脾祛湿为主，佐以温经通络。

处方：茯苓30g　白术30g　萆薢30g　防己12g　老鹳草30g　钻地风18g　独活18g　制川乌9g　制草乌9g　木瓜24g　川牛膝9g　香附18g　透骨草30g

水煎服。

二诊（11月25日）：上方共服15剂，左髋、膝及小腿肚疼痛大减，肿已消，头晕、乏力亦有好转。舌质淡、苔薄白，脉缓滑。邪已去半，当以补益。

处方：白术30g　茯苓30g　薏苡仁30g　山药30g　萆薢30g　黄芪30g　丹参30g　木瓜21g　川牛膝9g　香附12g　老鹳草30g

水煎服。

三诊（1981年1月2日）：上方共服15剂，诸症消失。查血沉14mm/h。嘱其改服化瘀通痹丸，每次服60粒，1日3次。

按：本证脾虚湿盛，选健脾除湿之品，脾健湿生无源，湿祛则病可除。若妄用辛燥通络之剂，耗散正气，外湿去，内湿生，痹证则缠绵难愈。

（二）风湿热型

案例1 堵某某，男，9岁，学生。

初诊：1981年12月18日。

左踝、膝、髋关节持续游走性疼痛近2个月。初左踝关节肿胀疼痛，不可步履，继而左膝关节肿痛，痛及左髋部。近日膝关节肿胀疼痛，不能伸直，活动受限。舌质红、苔薄黄，脉濡数。

检查：面色少华，精神不振，局部皮色不红，抚之微热，膝关节上部肌肉明显萎缩。

实验室检查：血沉55mm/h。

证属风湿热痹。治以清热除湿通络。

处方：丹参15g　萆薢15g　防己9g　土茯苓21g　千年健12g
钻地风12g　川牛膝6g　木瓜12g　忍冬藤60g　当归15g　白芍15g
独活12g

10剂，水煎服。

二诊（12月28日）：服上方10剂，左踝关节肿痛消失，膝、髋关节痛减，膝关节可伸屈活动，但仍不能行走。舌苔黄腻，脉濡数。因上方药苦，患儿服药困难，故改拟下方。

处方：土茯苓30g　薏苡仁30g　木瓜12g　桑枝60g　忍冬藤60g　白术30g　透骨草15g

10剂，水煎服。

三诊（1982年1月8日）：上药服10剂，左膝关节肿胀，疼痛均大减，精神转佳，已能扶杖行走。守上方继服5剂。

四诊（1月14日）：膝关节肿消，可弃杖行走，但活动时仍有微痛，左踝关节尚有微肿，舌、脉正常。查血沉14mm/h。守上方继服3剂，嘱其隔日1剂。

半年后家长告知，病已痊愈。

按：此案走窜疼痛，肿胀明显，苔黄，脉数，局部发热为风湿热痹。小儿乃稚阳之体，感邪之后，易化热化火。肌肉萎缩与小儿脾常不足有关，治以清热利湿通络为主。脉络通，湿热退则痛肿消。后期扶正，重用白术、薏苡仁健脾生肌，利湿消肿。使邪去正复，病得根除。

案例2　郭某某，男，16岁，农民。

初诊：1981年11月23日。

两下肢疼痛反复发作 8 年余。其发病原因不明。起初两膝关节痛，继而两髋关节亦痛。经治疗症状基本消失。但每到冬季或遇寒凉发作。今年 9 月因劳累汗出受风，其疼痛较前为重，初起两臀部疼痛，下坡受震痛甚双胯痛不可忍，双膝关节、踝关节及足趾也肿痛，经治欠效。舌质红、苔稍黄腻，脉弦数。

检查：双膝关节及左外踝、左足跟、右足蹑趾肿胀，双足舟骨部压痛明显。

实验室检查：血沉 50mm/h。

证属风湿热痹，治以祛风除湿，清热通络，活血止痛。

处方：当归 30g　败酱草 30g　秦艽 12g　萆薢 30g　防己 15g　千年健 18g　忍冬藤 90g　钻地风 24g　独活 24g　川牛膝 9g　木瓜 30g　香附 30g　制乳香 12g　制没药 12g

5 剂，水煎服。

二诊（12 月 1 日）：服上方 5 剂，双膝肿胀显消，右大蹑趾肿减轻，左足内侧压痛基本消失，左外踝及足跟肿疼同前。舌、脉同上。查血沉 35mm/h。上方加青风藤 30g，继服 10 剂。

三诊（12 月 16 日）：诸痛均减轻，舌质稍红，脉弦。X 线摄片：左膝及踝关节无异常。

邪已去大半。故上方去乳没、独活、防己，加生地 30g，清热育阴，继服 10 剂。

四诊（12 月 28 日）：左足外踝，右大蹑趾肿痛消失，久行左踝关节稍有不适。照前方继服 10 剂。

五诊（1982 年 1 月 8 日）：近日因劳累，右外踝部疼痛（不肿），右足蹑趾也有痛感，余正常。此属正虚邪恋，法以攻补兼施。

处方：当归 30g　黄芪 30g　老鹳草 30g　薏苡仁 30g　生地 30g　钻地风 21g　透骨草 30g　川牛膝 9g　木瓜 18g　香附 18g

20 剂，水煎服。

六诊（3 月 5 日）：诸症悉除，已能从事农业劳动，2 个月未发作。改服痹证丸，每次服 80 粒，1 日 3 次，连服 20 天，巩固疗效。

按：本案根据体质及舌、脉，患者属阳热之体，虽热象不明，也不可妄用辛温燥烈之品，过服则伤阴，故在药物中加清热解毒、通络的忍冬藤、败酱草、生地，从而收到理想疗效。

案例3 吴某某，男，16岁，学生。

初诊：1981年12月6日。

1个月前，由于劳累汗出当风，先左髋关节，继而膝关节及左侧足踇趾及第五趾、踝关节麻木肿痛，并伴纳差、乏力。服泼尼松、安乃近等药，暂时有效，但停药即复发。现已不能行走。舌苔腻、稍黄，脉滑数。

实验室检查：白细胞计数 $14 \times 10^9/L$，嗜中性粒细胞0.91，淋巴细胞0.09。血沉6mm/h。

证属湿热痹。治以清热除湿，通络止痛。

处方：忍冬藤60g　败酱草30g　草薢30g　防己18g　土茯苓30g　青风藤30g　千年健12g　钻地风12g　丹参30g　独活18g　川牛膝9g　木瓜18g

6剂，水煎服。

二诊（12月14日）：上方服6剂，肿痛均减，静卧则不痛，可持杖行走。左髋部负重、活动时仍痛。上方加黄芪30g继服，并用药渣外洗患处。

三诊（1982年1月8日）：依前方继服18剂，肿痛消失，舌脉正常。实验室检查血常规在正常范围。

按：临证观察，凡涉及指、趾关节肿痛者，均较难治，因病在肢体末梢，药力难达。如若加外洗，取效可速。

案例4 张某某，女，46岁，农民。

初诊：1982年4月27日。

右内踝、左胯部、两大腿依次出现肿胀热痛，持续不解已3个月余。近20天3处疼痛加重，尤以两大腿憋胀疼为甚，并伴头晕、恶心，间断低热。曾服泼尼松、吲哚美辛、安乃近等药虽暂时可缓解症状，但停药即复发。大便秘结，小溲黄赤。舌质红、苔薄黄，脉弦数。

实验室检查：血红蛋白74g/L，红细胞计数 $3.7 \times 10^{12}/L$，白细

胞计数 $14 \times 10^9/L$，嗜中性粒细胞 0.6，淋巴细胞 0.4。血沉 60mm/h。

证属风湿热痹。治以清热解毒，祛风除湿。

处方：忍冬藤 90g　白花蛇舌草 30g　生地 30g　独活 18g　秦艽 12g　青风藤 18g　透骨草 21g　老鹳草 30g　海风藤 21g　木瓜 18g　川牛膝 9g　香附 21g

3 剂，水煎服。

二诊（5 月 1 月）：大腿憋胀痛减轻，二便正常。舌、脉同上。守上方继服 10 剂。

三诊（5 月 28 日）：服上方 10 剂，惟右踝稍肿疼，余证消失。查血沉 20mm/h。为巩固疗效，改服痹证丸，每次服 60 粒，1 日 3 次，连服 15 天。配合外洗药：透骨草 60g，伸筋草 60g，五加皮 90g，艾叶 30g。5 剂。1 剂连洗 3 天（每月 3 次）。

按：素有蕴热，每感风寒湿邪，郁久化热，流注关节而致风湿热痹。故以忍冬藤、白花蛇舌草清热解毒，祛湿通络。舌质红为血分有热，用生地甘凉滋阴养血，通利血脉。木瓜、香附理气解郁，善治下肢憋胀，其余诸药祛风胜湿。郁热清，风湿除，热痹自愈。

案例 5　张某某，女，16 岁，学生。

初诊：1981 年 3 月 7 日。

左髋部疼痛已 4 个月，左髂前上棘及髂骨翼有明显压痛，无红肿热象。舌质红、苔薄黄，脉弦数。

实验室检查：白细胞计数 $13 \times 10^9/L$，嗜中性粒细胞 0.7，淋巴细胞 0.3。

证属湿热郁滞，脉络不畅。治以清热解毒利湿，活血通络。

处方：当归 15g　赤芍 18g　金银花 30g　连翘 12g　蒲公英 21g　蚤休 15g　牡丹皮 15g　儿茶 12g　川朴 12g　甘草 9g

3 剂，水煎服。

二诊（3 月 11 日）：服上药症未见明显减轻，脉微数。

实验室检查：白细胞计数 $9.6 \times 10^9/L$，嗜中性粒细胞 0.8，淋巴细胞 0.2。守上方原则。

方拟：当归 12g　赤芍 12g　金银花 30g　连翘 12g　儿茶 9g 生地 12g　秦艽 9g　木瓜 12g　白芍 9g　甘草 9g

3 剂，水煎服。

三诊（3 月 17 日）：服上方 3 剂，疼痛大减。舌、脉正常。查血象正常。改服化瘀通痹丸，每次 60 粒，1 日 3 次，连服 10 天。

四诊（3 月 27 日）：疼痛消失，嘱其继服化瘀通痹丸，用法同上，连服 10 天，巩固疗效。

按：局部固定疼痛 4 个月，且压痛明显，属病在血分，故按血分有瘀热治之。初诊虽症状无明显变化，但血象基本正常。脉转微数，说明热已减，故去牡丹皮、蚤休、蒲公英、川朴，加生地、白芍养血通痹；秦艽、木瓜活血舒筋而收效。后继服丸药 20 天，巩固疗效。

案例 6　张某某，男，17 岁，学生。

初诊：1979 年 10 月 7 日。

患风湿性关节炎 3 个月余，双髋关节疼痛，时轻时重，持续不止。近 2 周症状加重，双髋关节间歇性交替疼痛，且有酸困感。舌尖红、苔薄黄，脉弦数。

实验室检查：血沉 50mm/h。

证属风寒湿痹，有化热之象。治以祛邪通络，佐益气清热。

处方：黄芪 30g　忍冬藤 90g　独活 30g　秦艽 21g　千年健 18g 钻地风 18g　草薢 30g　防己 12g　木瓜 30g　川牛膝 12g　香附 30g 甘草 9g

3 剂，水煎服。

二诊（10 月 11 日）：服后疼痛、酸困均减。依方继服 6 剂。

三诊（10 月 28 日）：上方继服 6 剂，疼痛基本消失，余证皆除。嘱其再进 3 剂，巩固疗效。

按：间歇性左右交替痛，属风，痛在下焦，且有酸困，为湿之特征。方中独活、秦艽、千年健、钻地风、草薢、防己祛风除湿，忍冬藤、木瓜、香附清热活血通络，理气止痛。病久反复发作者正气必虚，故用黄芪益气，药证合拍，故而得效。

第七节 顽 痹 证

因其证顽固难愈，故称"顽痹"，又称"尪痹"、"骨痹"。

本节病案共录6例。风寒湿型1例，风湿热型2例，寒热错杂型3例。

一、风寒湿型

案例 娄某某，女，53岁，农民。

初诊：1982年2月19日。

3个月前，出现四肢小关节僵硬肿痛。病变呈向心性发展，逐渐引起肘、膝大关节持续隐痛，阵发性加剧。同时四肢酸沉乏力，患肢关节活动受限，手不能端碗拿筷，下肢酸沉疼痛不能步履。经多方治疗欠效而来诊。舌质淡、苔薄白，脉沉滑。

实验室检查：白细胞计数 12×10^9/L，嗜中性粒细胞0.81，淋巴细胞0.19。血沉14mm/h。

证属寒湿阻痹，脉络不畅。治以祛湿散寒，通络。

处方：络石藤30g　青风藤30g　老鹳草30g　萆薢30g　川牛膝20g　木瓜30g　桑枝90g　独活30g　薏苡仁30g　丹参30g　当归30g　桂枝15g　黄芪30g

5剂，水煎服。

二诊（2月27日）：服上药5剂，两上肢疼痛明显减轻，两手肿胀消减，已能端碗拿筷用餐。但仍有酸感，两下肢肿痛如故。舌质淡、苔薄白，脉滑。血象正常。依上方加白术30g，继服。

三诊（3月21日）：上方服20剂，惟偶有上肢酸沉，久站足跟感觉疼痛外，余无不适。舌、脉正常。嘱其改服化瘀通痹丸，每次服60粒，1日3次，连服半月，巩固疗效。

按： 本案湿邪偏胜，治以除湿为主。服5剂，上肢肿痛大减，而下肢依然如故，证明湿性趋下，其性黏腻，不易速去，后加白术健脾燥湿，久服方愈。

二、风湿热型

案例 1　毛某某，女，25 岁，农民。

初诊：1981 年 12 月 4 日。

全身诸关节疼痛，反复发作近 10 年。起初，右手食指、小指指掌关节疼痛。逐渐出现双足跟部时痛时肿，1 个月后足背肿胀，且烧灼样剧痛。经治疗好转，约 2 个月后症状加重，疼痛累及双膝、肩关节及颈项部。如此反复发作，至今未愈。近 3 个月症状加重，约半个月发作 1 次，发作时剧痛，同时出现高烧，3、4 天方能缓解。10 天前又发作，目前虽全身诸关节疼痛不甚，但病变处仍红肿热胀，肢体僵硬，以致卧床不起。左手小指指关节已变形。舌质红。苔腻微黄，脉弦数。

X 线摄片：左足第 3、4 蹠骨基底部显示骨质病变，边缘不整。

证属湿热阻络，瘀血内结。治以清热利湿解毒，活血搜络止痛。

处方：忍冬藤 90g　白花蛇舌草 30g　知母 15g　防己 18g　土茯苓 30g　老鹳草 30g　乌梢蛇 12g　地龙 15g　当归 30g　白芍 21g　香附 30g

3 剂，水煎服。

二诊（12 月 7 日）：上方服 3 剂，肘关节痛减，膝关节肿消痛减，四肢诸关节功能有所恢复。舌正常，脉弦。效不更方，继服 3 剂。

三诊（12 月 10 日）：诸关节热痛大减。舌质淡红，脉弦。余症同上。热象大部已除，故以祛风除湿，活血通络为主。

处方：忍冬藤 90g　鸡血藤 30g　青风藤 30g　老鹳草 30g　土茯苓 30g　萆薢 30g　丹参 30g　乌梢蛇 12g

5 剂，水煎服。

四诊（12 月 16 日）：上方服 5 剂，左肩背疼痛消失，右肘关节疼痛减轻。依方继服。

五诊（12 月 26 日）：上方又服 10 剂。在服药期间其疼痛又发作 1 次。先起于颈部，继而膝关节，后遍及诸关节。但此次发作身无大热，症状较轻。舌苔薄黄，脉弦数。

处方：当归30g　丹参30g　生地60g　忍冬藤90g　草薢30g　防己30g　土茯苓30g　青风藤30g　败酱草30g　威灵仙18g　秦艽12g　桑枝60g

水煎服。

六诊（1982年1月9日）：上方共服15剂，颈、肩、肘、腕、指及髋、膝、踝、趾诸关节肿痛均消失，但活动过度后仍觉酸困。久坐腰部有酸楚感，指关节仍呈梭形改变。上方加黄芪30g，白术30g，继服5剂，巩固疗效。

半年后随访，疼痛未再发作。有时劳累或气候变化稍感腰部不适。

按：指关节先发病，后波及全身诸关节，并致小关节畸形，属西医学的"类风湿关节炎"。患者气血方盛，故而热化，形成风湿热痹。湿热流注筋骨，痹阻关节，气血瘀结，则关节肿胀热痛，甚则关节变形。本证肿胀热痛每半月发作一次，且痛剧伴全身高烧，为毒邪偏胜。治以清热利湿解毒、通络为主，佐以滋养肝肾。辨证用药，久治收功。

案例2　王某某，男，18岁，农民。

初诊：1982年3月27日。

3个月前双手近端指关节在晨起时有僵硬感，以后逐渐加重。时值1个月，上述关节突然肿胀疼痛（拇指关节正常），并相继出现两足趾关节隐隐作痛，活动时加重。经治疗，诸关节疼痛稍缓解。近3天以上症状复出现，并兼全身乏力。舌红、苔薄黄，脉稍数。

检查：患部肿胀、稍红，扪之微热。

实验室检查：血红蛋白80g/L，红细胞计数4×10^{12}/L，白细胞计数11.2×10^9/L，嗜中性粒细胞0.4，淋巴细胞0.6。

证属风热偏胜，痹阻脉络。治以清热祛风，活血通络。

处方：忍冬藤90g　生地60g　青风藤30g　草薢30g　透骨草30g　鸡血藤30g　桑枝60g

5剂，水煎服。

二诊（4月3日）：服上药，疼痛大减。热象已不明显。加黄芪

30g，继服。

三诊（4月10日）：服上药6剂，诸症消失。

按：邪阻经络，郁而化热，导致肿胀疼痛，舌红、脉数。"壮火伤气"，故疲乏无力，治以清热解毒，祛风湿，通经络，调气血。诸药配合，湿热得解，络通，肿消，痛止，从而病愈。

治类风湿者，有人偏重选虫类攻破活血搜风药。吾认为应辨证施治，如本病例病较轻浅，风湿热壅滞脉络，尚未血结、痰凝，不用亦可。

三、寒热错杂型

案例1 李某某，男，35岁，农民。

初诊：1980年4月3日。

右膝关节间歇疼痛18年之久。痛与气候变化无明显关系，局部不肿，其足强硬，行走困难。近3个月指关节肿痛。开始先由右小指中节肿痛，继而手背及其余指关节、左手指关节均肿痛。左下肢在中午有热麻感，午后和夜间反觉发凉，伴全身乏力。舌尖红、体胖大、苔腻，脉沉细数。

实验室检查：血红蛋白87g/L，红细胞计数4.35×10^{12}/L，白细胞计数11.7×10^9/L，嗜中性粒细胞0.71，淋巴细胞0.29。血沉32mm/h。

证属实热夹杂，经脉痹阻。治以攻补兼施，寒热并用。

处方：忍冬藤90g　草薢30g　生地90g　秦艽18g　鸡血藤30g
独活30g　黄芪30g　香附30g　甘草9g

5剂，水煎服。

二诊（4月9日）：上方服5剂，右手疼痛减，肿显消，但出现轻微腹泻，1日2次。照上方加白术30g，再服5剂。

三诊（4月15日）：白细胞计数9.9×10^9/L，嗜中性粒细胞0.55，淋巴细胞0.45。血沉30mm/h。两手胀痛消失。腿痛大减，但仍有麻木感。上方加络石藤18g，桑枝60g，薏苡仁30g，继服。

四诊（5月26日）：上方共服28剂，诸症消失。依上方继服5剂，巩固疗效。

按：对于类风湿关节炎，中医学虽无此称，但根据病状而属"骨痹"、"顽痹"、"历节风"等证。用上方加减治疗此证多例，效果满意。此证病程久，多虚实夹杂。方中黄芪、鸡血藤以益气活血行血而利痹；草薢、独活、秦艽祛湿通络而治痹；忍冬藤通络解毒，治筋骨痛；病久必伤阴，故重用生地滋阴养血通脉；香附理气解郁；甘草调和诸药，共起益气养血，祛风通络之功。

案例2 王某某，女，60岁，农民。

初诊：1981年9月18日。

两手腕肿胀，指关节呈梭状变形，周身诸大关节游走性疼痛半年余。初起两手中、食、小指第一指关节肿胀疼痛，僵硬不适，后逐渐呈梭状变形。左手指向尺侧弯曲呈钩状。双手肿胀，腕、肘、肩、踝等诸大关节游走性疼痛，遇阴雨天气加重。常服泼尼松等药，服后痛减，停药后即复发。目前，除以上症状外，尚出现周身浮肿，畏寒怕冷，困倦乏力，胸闷不适，不能端碗用筷，步履艰难。已丧失生活自理能力。

检查：周身浮肿（可能与长期服用肾上腺皮质激素类药物有关），两手肿胀，皮肤纹理消失。手不能握，以右手为甚。左手中、食、小及右手中指关节呈梭形改变。双肘、膝、踝关节肿胀、压痛，扪之微热。体质尚可。舌质红、苔薄白，脉细稍数。

实验室检查：血红蛋白80g/L，红细胞计数4.0×10^{12}/L，白细胞计数13.2×10^{9}/L，嗜中性粒细胞0.86，淋巴细胞0.14。血沉140mm/h。

证属正虚邪恋，寒热挟杂。治以攻补兼施，寒热并用。

处方：防己18g 薏苡仁30g 草薢30g 桂枝21g 制附子9g 青风藤21g 败酱草60g 忍冬藤90g 陈皮12g

3剂，水煎服。

二诊（9月21日）：服药后双手肿胀有消减，皮肤皱折明显。双踝关节肿痛减轻，已能行走。双腕关节活动时僵硬不灵，稍有麻感。纳差、不思饮食。上方加白术15g，焦山楂、焦神曲、焦麦芽各30g，继服5剂。

三诊（10月1日）：全身浮肿明显消退，诸关节疼痛减轻，不活动时已不觉痛。胸中满闷较以前舒适，食欲尚可，但仍乏力。舌、脉同上。实验室检查：血红蛋白77g/L，红细胞计数3.85×10^{12}/L，白细胞计数13×10^9/L，嗜中性粒细胞0.82，淋巴细胞0.18。血沉55mm/h。

处方：上方加老鹳草60g，黄芪30g，桑寄生30g，继服6剂。

四诊（11月13日）：诸症较前减轻，但上肢仍有肿胀，活动时酸痛乏力。舌质淡、苔白，脉沉弱。实验室检查：血象正常。血沉30mm/h。湿邪已去大半，热也得除。治以活血化瘀，通络蠲痹。

处方：当归15g　丹参30g　鸡血藤21g　黄芪30g　老鹳草30g　桂枝12g　秦艽9g　木瓜18g　草薢21g　香附15g　焦山楂18g　焦神曲18g　焦麦芽18g　桑枝60g　地龙12g　乌梢蛇12g

6剂，水煎服。

五诊（11月21日）：双手腕、肘、膝、踝诸关节肿胀基本消失，左肩关节功能已恢复正常，右肩关节功能活动较前好转，指关节的梭形肿大亦消减。舌、脉同上。守方继服。

六诊（12月31日）：上方又服30剂，症状进一步减轻，双手关节功能好转，已能端碗用筷，步履较便。改服痹证丸，每次服80粒，1日3次，连服20天。

七诊（1982年2月6日）：目前除右手活动时稍有不适，双手指仍觉僵硬、伸屈功能稍差外，余无不适。嘱其继服痹证丸，用法同上，连服3周。

八诊（4月1日）：除右手握力稍差外，余证皆除（指关节仍呈梭状变形）。

按：指关节肿痛畸形，且周身关节窜痛，长期不愈，遇寒湿加重，并见浮肿。为风寒湿之邪泛溢肌肤，流注关节，邪留日久，阳气衰弱，病邪深入，内舍于骨，气血瘀结而致。但舌脉及局部关节有热象，故总为正虚邪实、寒热错杂。治以先祛邪后扶正。邪去正自安，故用防己、薏苡仁、草薢以祛湿为主；桂枝、附子温经散寒；青风藤、败酱草、忍冬藤祛邪通络兼祛其邪热。痛去大半，针对气血瘀结，筋骨变形的病机，以当归、丹参、鸡血藤、黄芪、地龙、乌梢蛇以益气养血、活血通络为主，佐以祛风除湿。老鹳草、秦艽、木瓜、草薢、桂枝等，组成扶正祛邪兼顾之剂。共服 50 剂收良效，后以痹证丸久服而收功。

案例 3　高某某，男，66 岁，农民。

初诊：1981 年 5 月 24 日。

双手腕、掌指关节与双踝、趾关节肿胀疼痛，活动受限 1 年余。1 年前右拇指关节出现疼痛肿胀，劳累后加重，继而双腕、诸掌指关节及双踝、趾关节肿胀疼痛，时轻时重。近 20 天，上述诸关节肿胀疼痛加重，僵硬不适。双手背及足背浮肿，指关节呈梭形改变。舌尖红、无苔，脉沉弦。

实验室检查：血象正常。血沉 86mm/h。

证属寒热错杂，瘀阻经络。治以寒热并用，活血通络。

处方：忍冬藤 90g　鸡血藤 30g　草薢 30g　透骨草 30g　制乳香 9g　制没药 9g　丹参 30g　香附 21g　桂枝 9g　生地 60g　薏苡仁 30g　乌梢蛇 15g

6 剂，水煎服。

外洗方：五加皮 90g　透骨草 30g　伸筋草 30g　丹参 30g

水煎外洗患部，1 剂洗 3 天，每日洗 3 次。

二诊（6 月 3 日）：上药服 6 剂，兼外洗，疼痛有减，余症同上。依方加木瓜 18g，继服，同时外洗。

三诊（6 月 21 日）：依上方服 9 剂，双手背、双踝及足背肿胀显消。腕及指关节、足部时有跳痛，舌脉同前。查血沉 23mm/h。守方继服。

四诊（7 月 12 日）：诸指、趾关节肿胀疼痛基本消失，惟在劳动时疼痛。舌红、苔薄白，脉滑稍数。

处方：丹参 30g　草薢 30g　忍冬藤 90g　青风藤 30g　木瓜 18g　薏苡仁 30g　生地 60g　桂枝 9g　香附 30g　乌梢蛇 15g

5 剂，水煎服。

五诊（7 月 20 日）：左足踝部肿胀消失，右手及指关节肿胀显消，诸关节功能有所好转。效不更方，继服 5 剂。

六诊（7 月 25 日）：诸症进一步减轻。前方加大剂量，以提高疗效。

七诊（8月13日）：上方服15剂，除双手指关节稍肿大，伸屈活动不便，右足4、5趾稍肿并稍有胀紧感外，余症皆消失。改服痹证丸，每次服80粒，1日3次，连服5周。

八诊（11月20日）：除手指关节梭状畸形未恢复外，余关节疼痛皆消，功能恢复。

处方：生熟地各18g　丹参30g　威灵仙12g　蜈蚣3条　乌梢蛇15g　地龙15g　木瓜18g　土茯苓30g　忍冬藤60g　桑枝90g

5剂，水煎服。

九诊（12月4日）：指关节功能活动进一步好转。嘱其继服5剂。

半年后随访，诸关节功能基本恢复，疼痛未再出现。

按：此属骨痹。年迈正虚肾衰，风寒湿邪杂至，留滞经脉，久而不去，致功能受限。《素问·脏腑经脉篇》云："夫痼疾加以卒病，当先治其卒病，后乃治其痼疾也。"本案初诊急治其标，用忍冬藤、透骨草、萆薢、薏苡仁祛风除湿、通经络；丹参、鸡血藤、香附理气活血。舌质红，脉沉弦，为阴虚无疑，用大量生地，既能滋阴养血，又能通脉逐痹。配外洗药，内外合治，祛邪较速。服药数剂出现短暂性跳痛，为气血欲通而未通之佳象，继服上药，经脉通，气血活，则跳痛自消。关节畸形为瘀血、痰浊残留筋骨，故后以虫类搜剔化痰祛瘀为主，佐以生、熟地滋养肝肾，缓图之。

第三章　常用成药

一、化瘀通痹丸（自拟方）

处方：制乳香　制没药各500g　制川乌　制草乌各500g　田三七250g　延胡索500g　五灵脂500g　细辛500g　香附2500g　白芍2500g　生地2500g　丹参2500g　木瓜1500g　青风藤5000g

制法：前8味共为细末，后6味煎汁浓缩，然后两者均匀混合，晒干或低温干燥。研为细粉，过80目细筛。取上药粉，为水丸，如绿豆大小，晒干或低温干燥。用白糖与其他辅料制成糖衣丸。

功能：祛风散寒除湿，活血通络止痛。

主治：风寒湿痹，瘀阻疼痛。

用法与用量：每次服50～60粒，1日3次。小儿酌减量。

注意事项：阴虚阳盛、热证疼痛者忌服。孕妇、心功能不全及心律紊乱者禁用。

二、痹证丸（自拟方）

处方：制马钱子500g　乌梢蛇1500g　地龙1500g　乳香1500g　没药1500g　青风藤5000g　败酱草5000g　丹参5000g

制法：前5味为细末，后3味煎汁浓缩，两者均匀混合，晒干或低温干燥。研为细末，过80目细筛。取上药粉，泛水为丸，如绿豆大小，晒干或低温干燥。以白糖与其他辅料为糖衣丸。

功能：祛风除湿，舒筋活络，活血消肿定痛。

主治：风湿痹痛，关节肿痛，腰膝酸重（风湿性关节炎，类风湿关节炎）。

用法与用量：每次服50～60粒，1日3次。小儿酌减量。

注意事项：孕妇及高热、体质虚弱、癫痫患者忌服。

三、痹证膏（自拟方）

处方：马钱子 1000g　川乌 150g　草乌 150g　乳香 150g　没药 150g　青风藤 200g　当归 200g　香油 2kg　广丹 1kg（冬季用 0.75kg）

制法：先将马钱子入油内炸至棕黑色，捞出。除广丹外，再将余药入油煎，熬至药枯，滤除渣滓，留其油。根据下丹方式不同要求，依法炼油。

火上下丹法炼油：取药油微炼即可。

离火下丹法炼油：取药油置铁锅内，再微火熬炼，同时用勺撩油，散发浓烟至烟微现白色转浓时，蘸取少许，滴水成珠，并吹之不散，立即停止加热。随即将炒、过筛的广丹徐徐加入油内。一般 1kg 油加广丹约 390～437g，槐树条搅，使油与丹充分化合成膏。（根据多年经验，除常规操作外，采取火上下丹、离火下丹混合操作为好）。

喷撒冷水，使浓烟出尽，置冷水内浸泡 8～10 天，每日换水 1～2 次。将膏药分摊于羊皮纸褶上，微凉，然后向内对折。

功能：活血祛风，除湿散寒，舒筋定痛。

主治：风寒湿痹，颈、肩、腰、腿痛（风湿性关节炎，类风湿关节炎）。

用法：微加温，贴患处。